CONTENTS

SABINE NEUDORF

Wie man Akupressur zur Schmerzlinderung einsetzt

KAPITEL EINS

Ein Überblick über Akupressur.

Im Internet wimmelt es von falschen Behauptungen über Akupressur, von den angeblichen Wirkungen bis hin zum Gefühl. Eine Möglichkeit, die alte Praxis der Akupressur zu verstehen, besteht darin, sie mit einer Mischung aus hochspezialisierter Massage und Akupunktur zu vergleichen. Akupunktur und Akupressur konzentrieren sich beide auf das Meridiansystem des Körpers. Bei der Akupressur beeinflusst der Druck jedoch das Qi (Energie), das über die Meridiane fließt, und nicht über die Nadeln. Zur Druckausübung können Finger, Handflächen, Ellenbogen und sogar spezielle Instrumente eingesetzt werden.

Unter Akupressur versteht man verschiedene Massagetechniken, die Akupunkturpunkte am ganzen Körper stimulieren. Eine TCM, Akupressur, ist wie Akupunktur, erfordert jedoch keine Nadeln.

Es handelt sich um eine Massage, die sich auf bestimmte Druckpunkte konzentriert, um Beschwerden zu lindern. Diese Massage wird häufig zur Linderung von Rücken-, Nacken- und Schulterbeschwerden eingesetzt. Jeder kann von Akupressur profitieren, von Menschen mit wenig Erfahrung mit Massagen bis hin zu erfahrenen Therapeuten, die die therapeutische Wirkung ihrer Sitzungen verstärken möchten.

Akupressur ist eine faszinierende Gesundheitsbehandlung, die ähnlich wie Akupunktur funktioniert, jedoch keine Nadeln oder spezielle Geräte verwendet. Für die Selbstakupressur ist es erforderlich, Druck auf die Akupressurstellen auszuüben. Erfreulicherweise erkennen immer mehr Menschen, dass

Akupressur Schmerzen lindern kann, ohne dass potenziell gefährliche Opiate eingesetzt werden müssen.

Der Körper hat viele Druckpunkte und „der Körper" bedeutet von der Nasenspitze bis zur Spitze Ihres kleinsten Zehs! Viele Erkrankungen, darunter Übelkeit, Weheneinleitung und Weheneinleitung , reagieren gut auf Druck, der auf bestimmte Körperstellen ausgeübt wird. Es hat sich gezeigt, dass die Anwendung von Druck auf bestimmte Akupressurpunkte in verschiedenen medizinischen Kontexten therapeutische Vorteile bietet, einschließlich der Linderung von Symptomen wie Übelkeit und der Einleitung der Entbindung. Ich werde eine Methode erläutern, deren Ursprünge Jahrtausende zurückreichen, deren zeitgenössische Anwendungen jedoch erst in jüngster Zeit durch wissenschaftliche Forschung nachgewiesen wurden.

Laut Praktikern der Traditionellen Chinesischen Medizin (TCM) werden Akupressureffekte dadurch erzielt, dass Druck entlang der Energiebahnen des Körpers ausgeübt wird, um den freien Energiefluss (Qi) zu fördern. Nach einer Akupressursitzung berichten viele Menschen von einer Linderung ihrer Reisekrankheit, Migräne und Muskelbeschwerden. Lernen Sie die Grundlagen der Akupressur und gönnen Sie sich mithilfe dieses Buches die dringend benötigte Massage.

Wie funktioniert Akupressur?

Qi bzw. Energie fließt durch rund 2000 Stellen im Körper, die mit Meridianen verbunden sind. Die körperliche Gesundheit und das Wohlbefinden eines Menschen sind gefährdet, wenn sein Qi nicht frei fließen kann. Die Ausübung von Druck auf diese Akupressurpunkte ist für diese Art der Traditionellen Chinesischen Medizin von wesentlicher Bedeutung. Akupressur ist eine Schwesterpraxis der Akupunktur. Der einzige wirkliche Unterschied besteht darin, ob man Nadeln verwendet oder nicht.

An bestimmten Stellen der Hände und Füße (und gelegentlich auch der Handgelenke) wird sanfter, aber fester Druck ausgeübt, um das Nervensystem zu stimulieren und den entsprechenden Körperbereich zu entlasten. Vor mehr als 4.500 Jahren begannen die Menschen in China, Druck zur Behandlung verschiedener Krankheiten einzusetzen. Akupunktur wird manchmal als eine Form der Akupressur missverstanden. Im Wesentlichen sind sie gleichwertig. Sie entstanden mit der Idee, dass Qi (Energiefluss) im Körper die Quelle der Vitalität ist. In einem vollkommen gesunden Körper würde das Qi ungehindert durch den Körper fließen.

Es gibt jedoch Zeiten, in denen der Energiefluss blockiert ist. Wenn dies geschieht, gerät der Körper in eine Zwietracht, die viele unangenehme Auswirkungen haben kann, einschließlich Schmerzen und Krankheit. Akupunktur und Akupressur behandeln das Problem auf unterschiedliche Weise. Feine Nadeln werden in der Akupunktur eingesetzt, um blockierte Meridiane zu öffnen und einen gesunden Energiefluss wiederherzustellen.

Manche Menschen halten Akupressur für sicherer als Akupunktur, obwohl Akupunktur nachweislich bei der Behandlung oder Bewältigung chronischer Schmerzen und Migräne hilft. Nach einer Akupunkturbehandlung besteht das Risiko einer Infektion oder einer Lungenpunktion. Diese Ereignisse treten jedoch eher auf, wenn der Akupunkteur schlecht ausgebildet ist oder ihm das Fachwissen fehlt. Die Finger sind das wichtigste Werkzeug bei der Akupressur. Es wurde jedoch auch beschrieben, dass Akupressur auf einen Triggerpunkt drückt. Eine weitere Möglichkeit sind am Handgelenk befestigte Gewichtsbälle. Andere laufen auf Druckmatten oder über unebene Steine.

Was ist das Grundprinzip der Akupressur?

Die asiatische Körpertherapie (Akupressur) hat ihren Ursprung in der TCM, dem medizinischen System Chinas. Sie ist eng mit der Akupunktur verbunden und weist denselben theoretischen Rahmen auf. In der TCM gibt es bestimmte Punkte, sogenannte Akupunkturpunkte oder Akupressurpunkte, die entlang von Energiebahnen, sogenannten Meridianen, liegen. Es wird angenommen, dass diese Meridiane die Lebensenergie, bekannt als Qi oder Ch'i, durch den Körper transportieren. Akupressur zielt darauf ab, diese Punkte zu stimulieren, um das Gleichgewicht wiederherzustellen und Krankheiten zu lindern.

Nach traditioneller chinesischer Medizin führen die 12 Primärmeridiane des Körpers alle zu unterschiedlichen Organen oder Organgruppen. Diese Meridiane erstrecken sich von den Fingerspitzen bis zum Gehirn und anderen lebenswichtigen Organen. Wenn diese Meridiane blockiert sind oder aus dem Gleichgewicht geraten, kann dies zu Krankheiten führen. Akupressur gilt zusammen mit der Akupunktur als eine therapeutische Technik innerhalb der TCM, die dabei hilft, das Energiegleichgewicht im Körper wiederherzustellen.

Die Geschichte der Akupressur

Akupressur und Akupunktur haben in China eine gemeinsame Geschichte, die Jahrtausende zurückreicht. Es wird angenommen, dass die Praktiken um das Jahr 2000 v. Chr. entstanden sind und sich seitdem weltweit verbreitet haben, wobei sie sich zu verschiedenen Disziplinen entwickelt haben. Shiatsu, eine japanische Form der Akupressur, hat ihre Techniken unter Verwendung von Handflächendruck, Dehnung, Kneten und Finger-/ Daumendruck entwickelt. Bei der Reflexzonenmassage, einer anderen Form der Akupressur, wird Druck auf die Fußsohlen ausgeübt.

In den 1960er und 1970er Jahren gewann die Akupressur in Europa und Amerika an Popularität und zog die Aufmerksamkeit von Hollywood-Stars auf sich, die sich mit dieser Praxis beschäftigten. Heutzutage wird Akupressur in Asien weit verbreitet praktiziert und ist weltweit mit Tausenden von Praktikern präsent. Sogar innerhalb des Yoga-Bereichs umfasst ein Zweig namens Acu -Yoga Akupressurtechniken, bei denen bestimmte Yoga-Posen verwendet werden, um Druck auf Akupunkturpunkte auszuüben.

Die Ursprünge der Akupunktur lassen sich noch weiter zurückverfolgen, da die Praxis in alten chinesischen Texten einige hundert Jahre vor unserer Zeitrechnung dokumentiert ist. In den Anfängen der Akupunktur wurden anstelle von Nadeln geschärfte Steine und lange, scharfe Knochen als Instrumente verwendet. Diese Werkzeuge wurden wahrscheinlich auch für einfache chirurgische Eingriffe wie das Einstechen von Abszessen verwendet.

Inwieweit kann Akupressur Schmerzen lindern und wie gelingt dies?

Eine Akupressursitzung unterscheidet sich stark von einer Massage. In den meisten Fällen wird ölfreie Kleidung verwendet. Ein Arzt übt Druck auf bestimmte Akupunkturpunkte im ganzen Körper aus. Meistens benutzen sie ihre Finger und Daumen, gehen aber gelegentlich auch auf ihre Füße und Knie, um dies zu erreichen. Da sich Akupunkturpunkte typischerweise in der Nähe der Nervenenden der Meridiane befinden, können sie leicht aktiviert werden, um Spannungen in den entsprechenden Muskelfasern zu lösen . Es wird angenommen, dass Endorphine, die uns ein Wohlbefinden verleihen und Schmerzen lindern, als Nebenprodukt bei der Beseitigung von Energieblockaden in den Meridianen freigesetzt werden.

In China wird Akupressur häufig zur Behandlung kleinerer Gesundheitsprobleme, zur Verbesserung der allgemeinen Gesundheit und zur Unterstützung des Immunsystems eingesetzt. Im Westen beginnen die Menschen zu erkennen, wie Akupressur ihren geschäftigen, manchmal ungesunden Lebensstil verbessern kann.

Akupressur-Praktizierende üben mit ihren Fingern, Handflächen, Ellbogen, Füßen oder speziellen Geräten Druck auf Akupunkturpunkte entlang der Meridiane des Körpers aus. Ihr Arzt wird leichten Druck auf bestimmte Akupressurpunkte ausüben. Akupressur kann auch auf andere Weise ausgeübt werden, beispielsweise durch Massage oder Dehnung. Der Patient erhält Akupressur, während er auf einer Massageliege liegt und noch vollständig bekleidet ist. Die durchschnittliche Dauer einer Sitzung beträgt 60 Minuten. Für optimale Ergebnisse sind möglicherweise mehrere Sitzungen erforderlich.

Akupunktur und andere Formen der asiatischen Körperarbeit zielen darauf ab, die Yin- und Yang-Energien des Körpers auszugleichen und ihren harmonischen Fluss durch seine Energiemeridiane wiederherzustellen. Befürworter der Akupressur sagen, dass sie eine weitreichende Wirkung hat und nicht nur den Körper, sondern auch den Geist, die Emotionen und die Gedanken heilt. Andere glauben, dass Therapeuten ihren Patienten Lebensenergie (äußeres Qi) vermitteln können. Sogar die Existenz dieser Meridiane wird von einigen westlichen Praktikern bestritten. Stattdessen führen sie jede Verbesserung auf Dinge wie verringerte Muskelspannung, erhöhte Durchblutung oder die Ausschüttung von Endorphinen – den natürlichen Schmerzmitteln des Körpers – zurück.

Die Methodik verstehen

Folgen Sie der Energie auf ihrem Weg durch die Meridiane des Körpers. Der Kerngedanke der Akupressur besteht darin, dass der Ausgleich der körpereigenen Energie (Chi) durch die Ausübung von Druck auf bestimmte Stellen entlang der Energielinien oder Meridiane erreicht werden kann.

Obwohl eindeutige physiologische Beweise fehlen, scheinen diese Meridiane die Verteilung der Nerven zu verfolgen. Konkret sind die Akupressurpunkte L7 und L14 im Handgelenk und Handrücken über den Lungenmeridian (auch L genannt) mit der Lunge und dem Darm verbunden. Unterhalb des Knies befinden sich zwei Akupressurpunkte, S36 und S37 genannt, die sich auf der

Magenmediane befinden, die vom Gehirn bis zum Fuß reicht.

Wie genau funktioniert Akupressur und kann sie zur Schmerzlinderung eingesetzt werden?

Die Akupressurbehandlung unterscheidet sich erheblich von einer herkömmlichen Massage, die typischerweise über der Kleidung ohne Verwendung von Ölen durchgeführt wird. Der Arzt übt Druck auf bestimmte Akupunkturpunkte im ganzen Körper aus, hauptsächlich mit den Fingern und Daumen, gelegentlich aber auch mit den Füßen und Knien. Diese Akupunkturpunkte befinden sich oft an den Nervenenden von Meridianen, wodurch sie leicht stimuliert werden können und Verspannungen in den entsprechenden Muskeln lösen. Dadurch werden Energieblockaden in den Meridianen gelöst. Darüber hinaus wird angenommen, dass Akupressur umfassendere Wirkungen hat, einschließlich der Freisetzung von Endorphinen, die das emotionale Wohlbefinden fördern und Schmerzen lindern.

Chinesen wenden häufig Akupressur an, um häufige Beschwerden zu behandeln, das allgemeine Wohlbefinden zu fördern und ihr Immunsystem zu stärken. Der Westen erkennt langsam die vielen gesundheitlichen Vorteile der Akupressur, insbesondere angesichts unserer modernen, manchmal ungesunden Lebensweise.

Akupressur-Praktiker nutzen ihre Finger, Handflächen, Ellbogen, Füße oder spezielle Werkzeuge, um Druck auf Akupunkturpunkte entlang der Meridiane des Körpers auszuüben. Manchmal kann Akupressur auch Dehnungen, Akupressurmassagen oder andere Techniken umfassen. Sie bleiben während der Sitzung vollständig bekleidet und liegen auf einer bequemen Massageliege. Der Behandler übt sanften Druck auf bestimmte Akupressurpunkte Ihres Körpers aus. Im Durchschnitt dauert eine Sitzung eine Stunde, und Sie benötigen möglicherweise mehr als eine, um einen Unterschied zu spüren.

Das Ziel der Akupressur und anderer asiatischer Körperarbeitsansätze besteht darin, die Gesundheit und das Gleichgewicht der Energiekanäle des Körpers wiederherzustellen und gleichzeitig die gegensätzlichen Kräfte von Yin (negative Energie) und Yang (positive Energie) zu regulieren. Befürworter der Akupressur behaupten, dass sie nicht nur die Energiefelder und physischen Aspekte des Körpers behandelt, sondern auch den Geist, die Emotionen und den Geist anspricht. Einige Befürworter glauben sogar, dass Therapeuten Lebensenergie (äußeres Qi) auf eine andere Person übertragen können. Allerdings befürworten nicht alle westlichen Praktizierenden die Existenz dieser Meridiane oder die Möglichkeit, äußeres Qi zu übertragen. Stattdessen führen sie alle beobachteten Ergebnisse auf alternative Faktoren wie verringerte Muskelspannung, verbesserte Durchblutung oder die Stimulation von Endorphinen zurück, die natürliche Schmerzmittel sind.

Methode kennenlernen: Energiefluss verstehen

Bei der Akupressur geht es darum, zu glauben, dass die Energie Ihres Körpers, Chi genannt, bestimmten Meridianbahnen folgt. Machen Sie sich mit dem Konzept der Meridiane im Körper vertraut, um die Bewegung der Energie zu erfassen. Durch die Stimulierung der Druckpunkte entlang dieser Meridiane können Sie Ihr Chi ins Gleichgewicht bringen.

Obwohl es für diese Meridiane keine physiologischen Belege gibt, scheinen sie mit den Nervenbahnen im ganzen Körper in Einklang zu stehen. Die Akupressurpunkte L7 und L14, die sich auf der Rückseite des Handgelenks und der Hand befinden, sind Teil des Lungenmeridians (auch L geschrieben), der die Lunge mit dem Verdauungssystem verbindet. Ebenso entspringt der Magenmeridian (dargestellt als S) im Gehirn und erstreckt sich nach unten in den Fuß, wobei er die Akupressurpunkte S36 und S37 umfasst, die sich direkt unterhalb des Knies befinden.

Schmerzlinderung durch Druck

Suchen Sie sich einen ruhigen und ruhigen Platz zum Sitzen oder Liegen. Da die Akupressur darauf abzielt, die Energie des Körpers auszugleichen, erzielen diese Techniken bei völliger Entspannung optimale Ergebnisse. Wenn Sie bei einer anderen Person Akupressur anwenden, stellen Sie sicher, dass diese sich hinlegt und einen Zustand völliger Entspannung erreicht, bevor Sie beginnen. Sie können sanfte Musik spielen oder Düfte wie Lavendel verwenden, um eine beruhigende Atmosphäre zu schaffen. Identifizieren Sie den spezifischen Akupressurpunkt, der mit dem Schmerz verbunden ist, den Sie lindern möchten. Da zahlreiche Akupressurpunkte verfügbar sind, entspricht jeder einem bestimmten Körperbereich. Untersuchen Sie verschiedene Akupressurpunkte, um diejenigen zu identifizieren, die eng mit den Symptomen übereinstimmen, die Sie erleben.

Wenn Sie planen, Akupressur an sich selbst durchzuführen, machen Sie sich mit der Anatomie des Zielbereichs vertraut. Drücken Sie fest nach unten, indem Sie mit den Fingern kreisende oder auf und ab Bewegungen ausführen. Üben Sie mit den Fingerspitzen etwa 30 Sekunden lang Druck auf den ausgewählten Punkt aus. Akupressuristen können auch ihre Handflächen, Knöchel, Ellbogen oder Füße nutzen, um Druck auf ihre Klienten auszuüben. Häufige Beschwerden, die durch Akupressur gelindert werden können, sind Kopfschmerzen, Übelkeit, Rückenschmerzen und mehr.

Akupressurtechniken umfassen festen Druck, Kneten, kräftiges Reiben oder Klopfen auf die Druckpunkte. Akupressur gilt im Allgemeinen als sicher, sodass

Sie diese Techniken ohne Einschränkungen mehrmals täglich praktizieren können. Wenn Akupressur die Kopfschmerzen vorübergehend lindert, aber nach ein paar Minuten wieder auftritt, üben Sie bei jedem erneuten Auftreten der Kopfschmerzen erneut Druck aus, bis sie vollständig verschwinden. Wiederholen Sie die Technik nach Wunsch.

Wie Kann Man Stress Und Nackenschmerzen Lindern?

Lindern Sie Stress und Nackenschmerzen, indem Sie auf einen bestimmten Druckpunkt an Ihrem Schultermuskel zielen. Es ist als GB21 oder Jian Jing bekannt und befindet sich ungefähr in der Mitte zwischen Ihrer Rotatorenmanschette und der Wirbelsäule. Üben Sie mit Daumen und Mittelfinger 30 Sekunden lang gleichmäßigen Druck auf diesen Muskel aus.

Kopf- und Zahnschmerzen

Es wird angenommen, dass diese Technik Kopf-, Zahn- und Gesichtsschmerzen lindert. Seien Sie jedoch vorsichtig mit Jian Jing, wenn Sie schwanger sind, da es angeblich Wehen auslöst . Lindern Sie Kopfschmerzen, indem Sie Druck dort ausüben, wo Ihre Nackenmuskeln auf Ihren Schädel treffen. Suchen Sie die Stelle, an der Ihre Nackenmuskeln an Ihrem Kopf ansetzen, indem Sie mit Ihrem Finger entlang der Rille direkt unter Ihrem Ohrknochen gleiten . Drücken Sie mit den Daumen sanft, aber fest darauf. Sie können Ihre Daumen leicht drehen oder auf und ab bewegen, um den Effekt zu verstärken. Dieser Akupressurpunkt wird GB20 oder Feng Chi genannt. Feng Chi behandelt verschwommene Augen, Müdigkeit, Migräne und Erkältungs- oder Grippesymptome.

Wie lindert man Übelkeit?

Konzentrieren Sie sich auf den Bereich zwischen den Sehnen an der Innenseite Ihres Unterarms. Messen Sie drei Fingerbreit vom Handgelenk bis zum Ellenbogen, indem Sie die Handflächen ausstrecken. Dieser spezielle Akupressurpunkt wird P6 oder Nei Guan genannt. Drücken Sie fest zwischen die beiden Sehnen und massieren Sie den Bereich. Nei Guan wird häufig zur Linderung von Reisekrankheit und Magenbeschwerden eingesetzt. Behandeln Sie Bein- und Hüftschmerzen, indem Sie auf die Rückseite Ihres Knies Druck nach innen ausüben. Üben Sie Kraft direkt auf die Innenseite Ihrer Kniescheibe aus. Es wird angenommen, dass diese Schwachstelle bei Hüftbeeinträchtigungen, Muskelatrophie und Bauchschmerzen hilft. Wenn es schwierig ist, diese Stelle zu erreichen, sollten Sie in Erwägung ziehen, Hilfe in Anspruch zu nehmen.

Wie kann man Stress abbauen?

Massieren Sie die Region mit tiefem, kräftigem Druck. Rollen Sie Ihren Daumen über Ihren Zeigefinger und reiben Sie ihn gut. Das Daumen-Zeigefinger-Gelenk ist der höchste Druckpunkt im menschlichen Körper. Es wird als He Gu oder LI4 bezeichnet und wird häufig zur Linderung von Gesichts-, Zahn- und Nackenschmerzen eingesetzt.

Nackenverspannungen

Reduzieren Sie Nackenverspannungen, indem Sie zwischen Ihrem vierten und fünften Finger massieren. Suchen Sie die Rille zwischen Ihrem Ringfinger und Ihrem kleinen Finger und reiben Sie diese Stelle bis zu 30 Sekunden lang fest. Dieser Akupressurpunkt ist Zhong Zhu oder Triple Energizer 3 (TE3). Verspannungen in den Schultern, im Nacken und im oberen Rückenbereich sind häufige Beschwerden, die TE3 lindert.

Wie kann man Ängste lindern?

Der Akupressurpunkt LV3 oder Tai Chong liegt kurz vor dem Erreichen des nachfolgenden Knochens. Es wäre hilfreich, wenn Sie die Vertiefung zwischen Ihrem ersten und zweiten Zeh lokalisieren würden. Üben Sie festen Druck aus und massieren Sie diesen Bereich. Beginnen Sie an der Rille, an der sich Ihr großer und zweiter Zeh verbinden, und schieben Sie Ihren Finger zu sich hin.

Wie kann man Menstruationsbeschwerden lindern?

Lindern Sie Menstruationsbeschwerden, indem Sie auf den Akupressurpunkt SP6 an Ihrem Bein zielen. Dieser Akupunkturpunkt liegt etwa vier Fingerbreit oberhalb des Knöchels an der Innenseite Ihres Beins. Sie sollten den Bereich hinter Ihrem Schienbein 30 Sekunden lang massieren und dabei kräftigen Druck mit dem Daumen ausüben.

Wie man urologische und Beckenbeschwerden sowie Schlaflosigkeit lindert.

SP6 oder San Yin Jiao lindert auch urologische und Beckenbeschwerden sowie Schlaflosigkeit. Massieren Sie den Muskel am äußeren Schienbein, um Ermüdungserscheinungen vorzubeugen. ST36, auch bekannt als Zu San Li, befindet sich vier Fingerbreit von der Unterseite der Kniescheibe entfernt an der Außenseite des Schienbeinknochens. Üben Sie Druck nach unten aus und massieren Sie den Bereich. Bewegen Sie Ihren Fuß auf und ab, um die richtige Stelle zu finden. Sie sollten spüren, wie sich der Muskel bei der Bewegung Ihres Fußes nach innen und außen bewegt. Zu San Li behandelt auch Übelkeit und Erbrechen und fördert die Langlebigkeit.

Wer sollte auf Akupressur verzichten?

Akupressur wird für Personen mit bestimmten Erkrankungen wie Blutgerinnungsstörungen, offenen Wunden oder Knochenbrüchen nicht empfohlen. Bestimmte Akupressurpunkte können für schwangere Frauen und Personen mit hohem Blutdruck gefährlich sein. Offene Wunden, Narbengewebe, Krampfadern, Entzündungen und Schwellungen sind keine Erkrankungen, die mit Akupressur behandelt werden sollten. Konsultieren Sie einen Arzt oder einen erfahrenen Akupressurpraktiker, bevor Sie mit einer Akupressurbehandlung beginnen.

Was unterscheidet Akupressur von Akupunktur?

Akupressur und Akupunktur haben dieselben Punkte und Meridianlinien. Der Hauptunterschied liegt in der Stimulationsmethode. Bei der Akupunktur werden die Punkte mit Nadeln stimuliert, während bei der Akupressur der Druck hauptsächlich mit den Fingern ausgeübt wird. Der Druck kann von sanft bis fest reichen, wobei beide Praktiken darauf abzielen, den Energiefluss durch das Lösen von Verspannungen und Blockaden zu optimieren.

Akupunktur ist eine Technik der Komplementärmedizin, bei der Nadeln an bestimmten Körperteilen, den sogenannten Energielinien oder Meridianen, eingesetzt werden. Andererseits ist Akupressur ein alternativer medizinischer Ansatz, der auf dem Fluss der Lebensenergie durch die Meridiane basiert. Trotz der Ähnlichkeit der Namen werden bei der Akupressur keine Nadeln verwendet. Stattdessen setzt man auf manuelle Massagetechniken mit den Händen.

Akupressurpunkte und Akupunkturpunkte fallen zusammen und beide Praktiken nutzen die gleichen Meridianlinien. Bei der Akupressur wird jedoch Körperdruck auf die Punkte ausgeübt, während sie bei der Akupunktur mit Nadeln stimuliert werden. Der bei der Akupressur angewandte Druck kann von sanften Berührungen bis hin zu festem Druck variieren. Ziel beider Behandlungen ist die Optimierung des Energieflusses durch die Lösung von Blockaden. Akupressur bietet zahlreiche gesundheitliche Vorteile, darunter Schmerzlinderung, Entspannung, verbesserte Durchblutung, Linderung von Muskelverspannungen und schnellere Heilung. Es handelt sich um eine chinesische Medizin, bei der bestimmte Körperteile mit den Handflächen, Daumen und Fingern massiert werden.

In ähnlicher Weise bietet Akupunktur auch verschiedene gesundheitliche Vorteile, wie z. B. Linderung von Angstzuständen und Depressionen, Linderung von Kopfschmerzen und Migräne, Gewichtskontrolle, verbesserter Schlaf, postoperative Schmerzreduktion, Linderung von Übelkeit und Unterstützung bei chronischen Schmerzen und Arthritis. Bei dieser internationalen Praxis wird die Haut mit Nadeln unterschiedlicher Größe an bestimmten Stellen am ganzen Körper durchstochen. Es hilft, Nervenenden zu öffnen und verschiedene Gesundheitsprobleme effektiv anzugehen.

Erkundung der Kunst der Akupressur: Richtige und falsche Techniken

Wie reagieren Sie, wenn Sie mit körperlichen Schmerzen konfrontiert werden? Oft besteht unsere instinktive Reaktion darin, die betroffene Stelle mit den Händen zu massieren und so Linderung zu suchen. Diese natürliche Neigung zur Massage ist etwas, das wir alle teilen. Interessanterweise gilt die Massage als eine der wirksamsten Methoden zur Linderung chronischer Schmerzen, unterstützt durch die Wissenschaft der Physiotherapie. Bevor man sich jedoch mit dieser ganzheitlichen Heiltechnik beschäftigt, ist es wichtig, die Grundlagen zu verstehen. Es hat sich gezeigt, dass Druck, der auf bestimmte Akupunkturpunkte ausgeübt wird, eine analgetische Wirkung hat. Oftmals üben wir Druck auf einen Punkt aus, weil wir davon ausgehen, dass er Linderung bringt. Um die gewünschten Ergebnisse zu erzielen, müssen wir uns jedoch an die richtigen Techniken halten. Das Schöne an der Akupressur liegt in ihrer Vielseitigkeit – Sie können sie jederzeit, an jedem Ort und auf eigene Faust durchführen. Sie müssen lediglich den entsprechenden Druckpunkt lokalisieren und die richtige Massagemethode anwenden.

Der richtige Ansatz

Wenn Sie Akupressur anwenden, müssen Sie unbedingt bedenken, dass Geduld für den Heilungsprozess von größter Bedeutung ist. Beständigkeit und Beharrlichkeit sind wichtige Elemente auf dieser Reise. Der Fortschritt stellt sich möglicherweise nicht sofort ein, aber regelmäßige Massagen können die Schmerzen allmählich beseitigen.

Die Kunst der Massage

Priorisieren Sie die Entspannung: Nehmen Sie vor der Massage eine bequeme Sitz- oder Liegeposition ein und versuchen Sie , Ihren Geist zu entspannen. Sie können die Augen schließen und ein paar Mal tief durchatmen, bevor Sie mit der Massage beginnen.

Finden Sie den optimalen Punkt: Identifizieren Sie den genauen Akupressurpunkt und stellen Sie sicher, dass Sie den Druck an der richtigen Stelle ausüben. Versuchen Sie, den zentralen Punkt des Schmerzes anzusprechen. Da Akupressurpunkte winzig klein sind, experimentieren Sie mit verschiedenen Stellen, wenn Sie keine Wirkung spüren.

Üben Sie ausreichend Druck aus: Drücken Sie 1 bis 3 Minuten lang auf die Druckpunkte. Wenn Sie über eine starke Muskulatur verfügen, können Sie die Intensität des Drucks erhöhen.

Wählen Sie die rechten Finger aus: Drücken Sie mit dem Mittelfinger fest auf den Punkt. In bestimmten Situationen können Daumen oder Knöchel geeignete Alternativen sein.

Vermeiden Sie empfindliche Bereiche: Seien Sie vorsichtig und vermeiden Sie Druck auf Bereiche, die von Schnitten,

Wunden oder Tumoren betroffen sind .

Timing ist entscheidend: Wiederholen Sie diesen Vorgang täglich so oft wie gewünscht. Sie können es sogar mehrmals am Tag durchführen.

Der falsche Ansatz

Bei der irrtümlichen Durchführung einer Akupressur wird übermäßiger Druck ausgeübt oder ein starrer Gegenstand, beispielsweise ein Ellenbogen, zur Kraftausübung eingesetzt. Es kann zu Verletzungen, Schmerzen oder Unwohlsein führen. Es ist außerdem wichtig, keinen Druck auf wunde, geschwollene oder verletzte Körperstellen auszuüben, da dies diese Beschwerden verschlimmern kann. Vermeiden Sie außerdem, Druck auf Regionen mit Tumoren , Krebs oder einer Vorgeschichte von Blutgerinnseln oder tiefen Venenthrombosen auszuüben .

So entdecken Sie die Vielseitigkeit der Akupressur

Akupressur bietet verschiedene Anwendungen, die auf eine Vielzahl von Beschwerden und Beschwerden abzielen. Unter den zahlreichen Einsatzmöglichkeiten ist die Schmerzlinderung einer der häufigsten Vorteile. Akupressur kann Linderung verschaffen, sei es bei anhaltenden Kopfschmerzen, Nacken- und Rückenbeschwerden oder sogar Übelkeit und Erbrechen. Es wird angenommen, dass die Technik eine tiefe Entspannung bewirkt und Muskelverspannungen lindert. Darüber hinaus ist bekannt, dass es bei Müdigkeit, geistigem und körperlichem Stress, Gewichtsverlust und sogar Sucht hilft.

Viele Mediziner, Praktiker und Befürworter einer ganzheitlichen Gesundheit haben Akupressur wegen ihrer positiven und heilenden Wirkung auf den Körper angenommen. Insbesondere führt das Center for East-West Medicine der UCLA wissenschaftliche Forschung durch, um die Grundlagen der Akupressur zu erforschen. Ihr Ziel ist es, durch ihr Studium Erklärungen und praktische Anwendungen dieser Techniken anzubieten. Es ist wichtig zu beachten, dass Akupressurpunkte möglicherweise nicht immer mit dem Bereich übereinstimmen, in dem sich die Symptome manifestieren. Ein Druckpunkt für Kopfschmerzen könnte beispielsweise in der Hand liegen.

Um ein zugelassener Akupressurist zu werden , müssen Einzelpersonen ein strenges Programm an spezialisierten Akupressur- und Akupunkturschulen absolvieren. Alternativ können sie an Massagetherapieprogrammen teilnehmen. Diese umfassenden Programme umfassen eingehende Studien zu Anatomie, Physiologie, Akupressurpunkten und Meridianen, Technik, Protokoll und Theorie der chinesischen Medizin. Der Abschluss dieser Programme erfordert in der Regel bis zu 500 Schulstunden.

Engagement und Beständigkeit sind der Schlüssel

Für effektive Ergebnisse mit Akupressur ist es notwendig, sich Zeit zu nehmen und die Schritte konsequent zu wiederholen. Die kumulative Wirkung der Techniken auf den Körper ist entscheidend. Jedes Mal, wenn Druckpunkte manipuliert werden, wird das Gleichgewicht des Körpers wiederhergestellt.

Akupressur ist keine schnelle Lösung, sondern eine Technik, die hilft, Schmerzen zu lindern, indem sie Blockaden löst und das Gleichgewicht des Körpers wiederherstellt. Akupressur kann beliebig oft angewendet werden, egal ob mehrmals täglich oder mehrmals pro Stunde. Die unmittelbaren Ergebnisse können von Person zu Person unterschiedlich sein, wobei einige sofort eine Linderung verspüren, während bei anderen möglicherweise verschiedene Behandlungen erforderlich sind. Es ist wichtig zu erkennen, dass es zwar zu einer anfänglichen Schmerzlinderung kommen kann, die Schmerzen jedoch wieder auftreten können, was als normal gilt. Bei fortgesetzter Manipulation eines bestimmten Punktes kann es zu einer allmählichen Verringerung des Schmerzempfindens kommen, wenn der Punkt zu heilen beginnt.

Die meisten Experten empfehlen, täglich Akupressur zu praktizieren. Wenn dies nicht möglich ist, werden mindestens 2-3 Sitzungen pro Woche empfohlen.

Die richtige Anwendung von Akupressur beherrschen

Dabei kommt es darauf an, die richtige Kraft anzuwenden. Wenn Sie Druck ausüben, tun Sie dies langsam und schrittweise. Beginnen Sie mit gleichmäßigem und sanftem Druck für 1–4 Minuten. Achten Sie beim Drücken auf die Bereiche auf empfindliche Stellen. Sobald Sie eine empfindliche Stelle gefunden haben, üben Sie einen sanften, aber festen Druck aus, bis Sie eine Veränderung der Schmerzreaktion spüren, und fahren Sie dann mit dem nächsten Punkt fort.

Der Druck, den Sie ausüben müssen, hängt von Ihrem allgemeinen Gesundheitszustand ab. Auch wenn Sie während des Vorgangs leichte Schmerzen verspüren, sollte die Balance zwischen Schmerz und Vergnügen bestehen bleiben. Bestimmte Punkte können sich verspannt anfühlen, während andere bei Druckausübung wund sein oder schmerzen können. Wenn Sie extreme oder zunehmende Schmerzen verspüren, reduzieren Sie den Druck schrittweise, bis Sie ein Gleichgewicht zwischen Schmerz und Vergnügen gefunden haben. Es ist wichtig, Akupressur nicht als Mittel zur Stärkung der Schmerzausdauer zu betrachten. Wenn ein Gefühl zu unangenehm oder quälend wird, ist es ratsam, damit aufzuhören.

Bei der Akupressur ist der Einsatz geeigneter Presshilfen unerlässlich. Zu den Standardtechniken gehören das Massieren, Reiben und Stimulieren der Druckpunkte mit den Fingern. Es können jedoch auch Knöchel, Ellbogen, Knie,

Beine und Füße beansprucht werden. Der Mittelfinger eignet sich aufgrund seiner Länge und Stärke besonders gut zur Druckausübung auf die Druckpunkte. Zu diesem Zweck kann auch der Daumen verwendet werden.

Wenn Sie einen Druckpunkt manipulieren, ist es wichtig, an bestimmten Stellen, an denen die Finger möglicherweise zu dick sind, einen stumpfen Gegenstand zu verwenden. Ideal sind Gegenstände mit einer Dicke von ca. 3–4 mm, beispielsweise ein gebrauchter Radiergummi. Es können auch andere Dinge wie ein Avocadokern oder ein Golfball verwendet werden. In manchen Fällen kann ein Fingernagel verwendet werden, um bestimmte Druckpunkte zu drücken. Um den richtigen Druck auszuüben, konzentrieren Sie sich darauf, auf den Bereich zu drücken, anstatt ihn zu reiben oder zu massieren. Dies ist die am häufigsten verwendete Methode der Akupressur. Halten Sie die Spitze mit einem stumpfen Gegenstand mit gleichmäßigem Druck fest.

Wenn Sie an der Haut ziehen oder in einem falschen Winkel Druck ausüben, passen Sie Ihre Technik neu an. Der Druck sollte in der Mitte des Punktes ausgeübt werden. Stellen Sie sicher, dass Sie auf die richtige Stelle drücken, da die Akupressurpunkte klein und präzise sind. Wenn Sie keine Wirkung spüren, probieren Sie verschiedene Bereiche aus, bis Sie den richtigen gefunden haben. Während der Akupressur kann es hilfreich sein, eine entspannende Atmosphäre zu schaffen. Suchen Sie sich einen privaten Platz, an dem Sie bequem sitzen oder liegen können. Minimieren Sie äußere Ablenkungen und Stressfaktoren, indem Sie Ihr Mobiltelefon ausschalten und beruhigende Musik spielen. Erwägen Sie den Einsatz von Aromatherapietechniken, um die Entspannung zu fördern. Tiefenatmungsübungen können auch eine langsamere Reaktion des Nervensystems fördern und dabei helfen, Schmerzen und Verspannungen an den Akupressurpunkten zu lösen.

Während der Akupressursitzungen wird das Tragen lockerer und bequemer Kleidung empfohlen. Vermeiden Sie einschränkende Kleidung wie Gürtel, enge Hosen oder Schuhe, die die Durchblutung behindern könnten. Es ist ratsam, Akupressurtechniken nicht unmittelbar vor einer großen Mahlzeit oder bei vollem Magen durchzuführen. Wenn Sie Übelkeit oder Magenschmerzen vermeiden möchten, warten Sie nach dem Essen mindestens eine Stunde.

Vermeiden Sie den Konsum von Eisgetränken nach der Akupressur, da diese den Wirkungen der Behandlung entgegenwirken können. Entscheiden Sie sich stattdessen für heißen Kräutertee, um die Wirkung der Akupressur zu unterstützen. Warten Sie nach intensiver körperlicher Betätigung oder dem Baden mindestens 30 Minuten, bevor Sie Akupressur praktizieren, damit sich Ihr Körper in einen geeigneten Zustand versetzen kann. Denken Sie daran, dass die Behandlung effektiver ist, wenn an bestimmten Stellen Druck ausgeübt und langsam wieder gelöst wird. Indem Sie diese Richtlinien befolgen und die Akupressur an Ihre speziellen Bedürfnisse anpassen, können Sie die Vorteile dieser alten Heiltechnik maximieren und das allgemeine Wohlbefinden fördern.

So erreichen Sie den optimalen Druck in der Akupressurtherapie

Bei der Akupressurtherapie wird sanfter Druck auf bestimmte Punkte, sogenannte Akupunkturpunkte, ausgeübt, die sich hauptsächlich auf den Handflächen, Fingern, Füßen und im gesamten Körper befinden. Durch Druck auf diese Akupunkturpunkte kann ein Arzt den Energiefluss in bestimmten Meridianen anregen, die entsprechenden Organe aktivieren und Linderung oder Heilung fördern.

Ein erfahrener Akupressur-Praktizierender verfügt über Kenntnisse über den Zusammenhang zwischen Akupressurpunkten und Organen. Darüber hinaus wissen sie, wie wichtig es ist, auf diese Punkte den richtigen Druck auszuüben. Das Erreichen eines optimalen Drucks ist entscheidend, um eine wirksame und schadensfreie Behandlung zu gewährleisten. Der erfahrene Akupressur-Praktiker bestimmt die angemessene Anzahl der Sitzungen, die zur Linderung erforderlich sind. Manchmal sind mehrere Sitzungen erforderlich, und der Spezialist überwacht den Fortschritt genau.

Akupressur und die damit verbundenen Therapien bieten viele Vorteile und behandeln Probleme, die von Magenbeschwerden bis hin zu schweren Menstruationsbeschwerden, emotionalem Stress, Kopfschmerzen, Muskelschmerzen, Rückenschmerzen, Nackenverspannungen, gefrorenen Schultern, Geschwürschmerzen, Angstzuständen und Schlaflosigkeit reichen. Der Druck auf die Akupunkturpunkte kann mit den Fingerspitzen oder mit Akupressurgeräten wie Rollen ausgeübt werden. Es ist wichtig, während der Therapie einen ausreichenden und optimalen Druck auszuüben. Übermäßiger Druck kann zu Beschwerden oder inneren Schäden an den Organen führen.

Akupressur kann auch als Schönheitsbehandlung angesehen werden. Dieser ganzheitliche Ansatz trägt zum Energieausgleich bei und fördert das allgemeine körperliche und geistige Wohlbefinden. Es fördert die Durchblutung, fördert die Entspannung, stärkt den Körper, erhöht die Widerstandskraft gegen Krankheiten und unterstützt eine gesunde Haut und einen gesunden Tonus der Gesichtsmuskulatur. Es wird angenommen, dass bestimmte Punkte den Hautton verbessern, Staus lindern und das Erscheinungsbild verbessern, indem sie Giftstoffe freisetzen und den Fluss der Lebensenergie erhöhen.

Darüber hinaus trägt es zur Verbesserung der Durchblutung bei, lindert Arthritis-Schmerzen, indem es die Freisetzung von Endorphinen auslöst, die entzündungshemmend wirken, und hilft, übermäßigen Hunger bei Personen zu reduzieren, die zu übermäßigem Essen neigen. Die Wirksamkeit der Akupressur liegt in ihrer Fähigkeit, sowohl das Nerven- als auch das Gefäßsystem zu stimulieren und sich auf den physischen Körper, Geist, Geist und die Emotionen auszuwirken.

Bestimmung der angemessenen Häufigkeit der Behandlung

Häufigkeit und Dauer der Akupressurbehandlung variieren je nach individuellen Bedürfnissen und der spezifischen Erkrankung, die behandelt wird. Als allgemeine Richtlinie wird empfohlen, mit einigen wöchentlichen Sitzungen zu beginnen und die Häufigkeit schrittweise zu erhöhen, wenn sich der Körper an die Behandlung gewöhnt. Bei chronischen Erkrankungen können regelmäßige Akupressursitzungen erforderlich sein, um die therapeutische Wirkung aufrechtzuerhalten. Andererseits können akute Beschwerden wie Kopfschmerzen oder Muskelkrämpfe mit einer einzigen Sitzung gelindert werden. Ein Gespräch mit einem Arzt oder einem erfahrenen Akupressurpraktiker kann dabei helfen, den besten Behandlungsverlauf zu bestimmen . Sie verfügen über das Fachwissen, um Ihren spezifischen Zustand zu beurteilen, die geeigneten Akupunkturpunkte zu identifizieren und Sie bei der richtigen Druckanwendung zu unterstützen.

Akupressurbehandlungen: Grundausstattung

Leitfaden zur Akupressur

Illustrierte Anleitungen sind eine hilfreiche Ressource zum Verständnis der Zusammenhänge des Körpers und zur Identifizierung von Reflexpunkten zur Behandlung spezifischer Schmerzen oder Beschwerden. Sie bieten detaillierte Darstellungen von Akupressurpunkten und Meridianbahnen und ermöglichen es Benutzern, etwas über den menschlichen Körper zu lernen und Reflexzonenmassage zu Hause zu praktizieren.

Akupressurmatte und Kissen

Diese vielseitigen Hilfsmittel bieten zahlreiche gesundheitliche Vorteile und wirksame Hilfsmittel zur Muskel- und Geistesentspannung nach einem anstrengenden Tag. Untersuchungen zeigen, dass das Liegen oder Stehen auf einer Akupressurmatte oder einem Akupressurkissen Verspannungen und Schmerzen, einschließlich Rückenschmerzen, Ischias und Kopfschmerzen, wirksam lindern und gleichzeitig die Schlafqualität verbessern kann. Es ist wichtig, flach zu liegen, das Körpergewicht auf die Akupressurpunkte auszunutzen und die richtige Positionierung beizubehalten, um optimalen Komfort zu gewährleisten und Beschwerden oder übermäßigen Druck auf bestimmte Bereiche zu vermeiden. Mit Tausenden von Akupunkturpunkten, die strategisch so gestaltet sind, dass sie sanften Druck auf Rücken, Nacken, Hände oder Füße ausüben, stärken diese Sets die Blutzirkulation und erleichtern die Versorgung der Muskeln mit Sauerstoff und Nährstoffen ...

Triggerpunkt-Massagegerät für Rücken und Nacken

Das Triggerpunkt-Massagegerät für Rücken und Nacken ist ein unschätzbares Hilfsmittel zur Selbstheilung und hilft bei der Linderung von Muskelverspannungen und -knoten. Wiederholte Aktivitäten wie Schreibtischarbeit können dazu führen, dass sich Muskelknoten oder Triggerpunkte entwickeln, was selbst im Ruhezustand zu unwillkürlicher Muskelkontraktion und Verspannungen führt. Einzelpersonen können Muskelverspannungen und Stress effektiv lindern, indem sie das Triggerpunkt-Massagegerät einsetzen und sanften Druck auf die betroffenen Bereiche ausüben. Dieses unkomplizierte Werkzeug ist benutzerfreundlich: Üben Sie mit dem Therapieknoten angenehmen Druck auf die Triggerpunkte aus und wiederholen Sie die Bewegung, bis sich die Muskeln entspannen.

Akupunkturstift

Chronische Schmerzen betreffen etwa 20 % der Amerikaner, was die Suche nach wirksamen, nicht medikamentösen Schmerzlinderungsmethoden erforderlich macht. Der Akupunkturstift, ein hochwirksames Hilfsmittel zur Linderung von Muskelverspannungen und Schmerzen, erfreut sich zunehmender Beliebtheit. Dieser Niederspannungsstift nutzt die Elektrostimulationstherapie, um elektrische Impulse an das Muskelgewebe und die Gelenke abzugeben und so die vom Körper an das Gehirn gesendeten

Schmerzsignale wirksam zu blockieren. Insbesondere fördert dieses schmerzfreie Gerät einen besseren Schlaf, verbessert die Durchblutung und steigert das Energieniveau.

Fußmassagerolle

Fußmassagerollen basieren auf den Prinzipien der Fußreflexzonenmassage und üben sanften Druck auf die Füße aus. Durch das Vor- und Zurückbewegen des Fußes können die Stacheln der Rolle Druck auf den gesamten Fuß ausüben, von der Ferse bis zu den Zehen. Es hat sich gezeigt, dass Fußreflexzonenmassage Stress lindert, Verspannungen reduziert, Depressionen bekämpft, Kopfschmerzen und Migräne lindert und Schmerzen im Zusammenhang mit Plantarfasziitis lindert. Um optimale Ergebnisse zu erzielen, widmen Sie sich am Ende des Tages täglich 10 Minuten der Verwendung des Fußmassagerollers. Obwohl dies mühsam erscheinen mag, ermöglicht die Einfachheit dieses Tools die Verwendung beim Fernsehen, beim Abendessen oder sogar bei Telefongesprächen.

Akupressur-Fußmassageschuhe

Um die Vorteile der Fußreflexzonenmassage weiter zu erkunden, sollten Sie darüber nachdenken, Akupressur-Massageschuhe in Ihre Routine zu integrieren. Diese Schuhe verfügen über mehrere Akupressurpunkte und Massageknöpfe, die strategisch auf der Innensohle platziert sind und auf bestimmte Reflexpunkte abzielen, um Verspannungen und Stress im gesamten Körper zu lösen. Um optimale Ergebnisse zu erzielen, tragen Sie die Schuhe täglich bis zu 15 Minuten lang, während

Sie Haushaltsaktivitäten oder Hausarbeiten nachgehen. Es ist wichtig zu betonen, dass sich diese Schuhe anfangs möglicherweise unbequem anfühlen, das Tragen von Socken beim ersten Tragen kann jedoch helfen, die Beschwerden zu lindern.

Tragbare Akupressur von Aculief

Die Handreflexzonenmassage ist ein natürliches und wirksames Mittel zur Linderung von Stress, Verspannungen, Kopfschmerzen und Migräne. Der Ll4, oder Hand-Tal-Reflexpunkt, liegt unter den verschiedenen Handdruckpunkten im Trend zur Linderung von Stress und Kopfschmerzen. Durch sanften Druck auf diesen Reflexpunkt mithilfe der tragbaren Aculief- Akupressur können Einzelpersonen Migräne und Kopfschmerzen wirksam behandeln, Angstzustände reduzieren und Verspannungen lösen. Der ausgeübte Druck fördert sofort die Durchblutung und löst die Freisetzung von Endorphinen aus, was die Entspannung fördert. Suchen Sie den Akupressurpunkt Ll4 und befestigen Sie den tragbaren Akupressurclip daran.

Die tragbare Akupressur von Aculief bietet den Komfort, überall und jederzeit getragen zu werden. Ob beim Autofahren, beim Genießen einer Mahlzeit zu Hause oder beim Sitzen am Schreibtisch, dieses Akupressurgerät kann bequem getragen werden, sodass Sie seine Vorteile bei Ihren täglichen Aktivitäten erleben können.

Erwägen Sie, während der Massagetherapie beruhigende Instrumentalmusik zu integrieren.

Es ist wichtig, die Musik für Ihr Day Spa so auszuwählen, dass sie den Frieden fördert und auf die Vorlieben jedes einzelnen Kunden zugeschnitten ist. Musik bietet zahlreiche beruhigende Wirkungen, die den Kunden helfen, den idealen Entspannungszustand zu erreichen und ihr Gesamterlebnis erheblich zu verbessern. Instrumentalmusik ohne Texte ist im Allgemeinen eine sichere und praktische Wahl, um bei den meisten Klienten Entspannung herbeizuführen. Diese Wahl maximiert nicht nur die Entspannungseffekte für die Kunden in einem Day Spa, sondern trägt auch dazu bei, eine ruhige Umgebung zu schaffen, die die Entspannung der Mitarbeiter fördert und zu zufriedenstellenderen Ergebnissen für die Kunden führt.

Darüber hinaus kann Musik synergetisch mit anderen ergänzenden Techniken wie der Aromatherapie kombiniert werden, um die therapeutische Wirkung zu verstärken. Bei der Aromatherapie werden bestimmte Duftkombinationen verwendet, um die gewünschten Ergebnisse zu erzielen, beispielsweise um den Geist zu klären oder das Energieniveau zu steigern. Diese Düfte können in Massageöle eingearbeitet oder im Raum verteilt werden und harmonieren mit beruhigender Musik, um eine zutiefst entspannende Atmosphäre zu schaffen. Durch die Nutzung der beruhigenden Wirkung von Musik können sich Kunden vollkommen entspannen und den optimalen Nutzen aus ihrer Massagesitzung ziehen.

Lassen Sie uns nun das Potenzial der Massagetherapie bei der Behandlung von verzögert auftretendem Muskelkater (DOMS) erkunden. DOMS ist durch Risse kleiner Muskelfasern gekennzeichnet, die zu Entzündungen und anschließenden Schmerzen führen. Bei der Behandlung von DOMS bietet die Massage eine Reihe von Vorteilen, darunter die Reduzierung von Muskelkater, die Linderung von Muskelverspannungen und die Aufrechterhaltung der Muskelflexibilität. Eine der wichtigsten Möglichkeiten der Massage bei der DOMS-Behandlung ist die Linderung von Muskelkater. Die Massage regt die Durchblutung an, versorgt die beschädigten Fasern mit Sauerstoff und Nährstoffen , erleichtert die Heilung und lindert Entzündungen und Schmerzen.

Darüber hinaus reduziert die Massage effektiv die mit DOMS verbundene Muskelverspannung. Die Massage stellt die Durchblutung wieder her und fördert die Muskelentspannung, lindert die durch verspannte Muskeln verursachten Beschwerden und zielt gezielt auf die verspannten Bereiche ab.

Die Aufrechterhaltung der Muskelflexibilität ist entscheidend, um weitere Verletzungen zu verhindern. DOMS können die Flexibilität und Bewegungsfreiheit einschränken, was zu Verspannungen und Schmerzen führt. Darüber hinaus trägt die Massage zur Behandlung von DOMS bei, indem sie die Muskelflexibilität erhält. Durch die Massage werden Verspannungen gelöst und die Bewegung durch Dehnung und Dehnung der Muskeln wiederhergestellt. Dadurch wird die Gewebeelastizität sichergestellt und eine Verkürzung der Muskelfasern verhindert .

Massage spielt auch eine vorbeugende Rolle bei der Behandlung von DOMS. Durch die Reduzierung von Verspannungen und die Erhöhung der Gewebeelastizität trägt die Massage dazu bei, das Auftreten von DOMS zu verhindern und ermöglicht es den Menschen, sich schnell zu erholen und ihre Trainingsroutinen wieder aufzunehmen. Durch die Massage wird der Druck im Weichgewebe effektiv verringert, der durch die Ansammlung von Abfallprodukten in den Muskeln entstehen kann. Durch die Linderung dieser Verspannungen und die Verbesserung der Bewegung verringert die Massage die Wahrscheinlichkeit von Muskelrissen und daraus resultierenden DOMS. Darüber hinaus verbessert die Massage die Elastizität des Gewebes und fördert so eine bessere Leistungsfähigkeit und einen allgemeinen Muskelzustand. Eine Massage vor einem Wettkampf ist besonders nützlich, um die Gewebeelastizität zu erhöhen und den Muskeln eine volle Beweglichkeit zu ermöglichen. Ziel ist es, die Flexibilität zu erhöhen und das Verletzungsrisiko durch die Verbesserung des Bewegungsumfangs zu verringern. DOMS.

Die Massagetherapie bietet erhebliche Vorteile bei der Behandlung von DOMS. Durch die Reduzierung von Entzündungen, die Verringerung von Verspannungen und die Verbesserung der Flexibilität behandelt die Massage effektiv DOMS-Symptome und unterstützt den Genesungsprozess. Während in diesem Bereich noch weitere hochwertige Forschung erforderlich ist, deuten bestehende Studien darauf hin, dass insbesondere die Sportmassage vielversprechende Wirkungen bei der Vorbeugung oder Linderung von verzögert auftretendem Muskelkater gezeigt hat. Vorbeugung ist vorzuziehen, und die Einbeziehung einer Massage in Ihre Routine kann dazu beitragen, das Ausmaß und die Dauer von DOMS zu minimieren. Studien hatten beispielsweise gezeigt, dass Muskelkater reduziert wurde, wenn die Massage kurz nach intensiver körperlicher Betätigung durchgeführt wurde.

In ähnlicher Weise reduzierte eine Massage, die

einige Stunden nach exzentrischen Muskelaktionen durchgeführt wurde, den Muskelkater und den Kreatinkinasespiegel deutlich. Darüber hinaus wurde festgestellt, dass die Massage auch bei Vorliegen von DOMS positive Auswirkungen hat, wie z. B. eine Verringerung der Schmerzen bei Muskeldehnungen und der Berührungsempfindlichkeit. Allerdings kann es sein, dass sich die Schmerzen im Ruhezustand nicht wesentlich bessern.

KAPITEL 2

Wie wirken Balsame, Salben und Einreibemittel ?

Diese Therapien werden topisch auf die Haut aufgetragen, um Beschwerden zu lindern und die Genesung zu beschleunigen. Muskel- und Gelenkschmerzen stehen im Vordergrund bei Unwohlsein, Schmerzen und Steifheit. Obwohl sich Balsame, Salben und Einreibemittel in ihrer Zusammensetzung und Zubereitungsmethode unterscheiden, haben sie alle ein Grundprinzip gemeinsam: Sie sind so konzipiert, dass sie in die Haut eindringen und die Wirkstoffe direkt an die betroffene Stelle abgeben.

Balsame bestehen typischerweise aus Wachsen (z. B. Bienenwachs oder Kakaobutter) und Ölen (z. B. Kokos- oder Olivenöl). Diese Komponenten bilden eine Schutzbarriere auf der Haut, die Feuchtigkeit einschließt und gereizte Haut beruhigt. Balsame werden häufig bei trockener oder rissiger Haut, Fieberbläschen und leichten Verbrennungen verwendet.

Umgekehrt enthalten Salben Wachse, Kräuter, ätherische Öle und andere medizinische Verbindungen. Diese Inhaltsstoffe werden sorgfältig aufgrund ihrer spezifischen Heilwirkung ausgewählt und sind für die Behandlung bestimmter Erkrankungen bestimmt. Beispielsweise wird häufig eine Salbe mit Menthol, Kampfer und Eukalyptusöl verwendet, um Schmerzen und Entzündungen im Zusammenhang mit Muskel- und Gelenkbeschwerden zu lindern.

Salben enthalten eine Mischung aus Wachsen, Ölen, Kräutern und ätherischen Ölen. Linimente, sogenannte Öle, ähneln Balsamen, haben jedoch typischerweise eine flüssige Konsistenz. Massageöle werden häufig vor dem Training verwendet. Das Auftragen von Cremes auf die Haut durch Massage kann die Durchblutung und Durchblutung des Zielbereichs verbessern.

Diese topischen Präparate wirken alle dadurch, dass sie ihre Wirkstoffe direkt über die Haut an die betroffene Stelle abgeben. Wenn die Wirkstoffe über die Haut aufgenommen werden, wirken sie mit den natürlichen Heilungsmechanismen des Körpers zusammen, um Schmerzen zu lindern und die Heilung zu fördern. Bei der Verwendung von Balsamen, Salben und Einreibemitteln ist es wichtig, diese auf saubere und trockene Haut aufzutragen, die Gebrauchsanweisung zu befolgen und die Anwendung auf verletzter oder gereizter Haut zu vermeiden.

Im 19. und frühen 20. Jahrhundert wurden in Amerika auch Salben und Einreibemittel eingesetzt, um auf ästhetische Probleme einzugehen. Die Schönheitsstandards dieser Zeit legten Wert auf reine Haut und dichtes, volles Haar. Menschen verwendeten diese Salben und Einreibungen, um Hautprobleme wie Pickel und Mitesser sowie Kopfhauterkrankungen wie Ringelflechte und Räude zu behandeln, die fleckigen Haarausfall verursachten. Diese Produkte dienten der ganzen Familie und boten sowohl Gesundheits- als auch Schönheitsvorteile zu einem erschwinglichen Preis. Sie waren vor allem für Frauen attraktiv, die den Kauf spezieller Kosmetikprodukte vermeiden wollten, da deren Verwendung zu dieser Zeit oft gesellschaftlich inakzeptabel war.

Haben Balsame und Salben eine Wirksamkeit?

Balsame und Salben werden seit langem zur Schmerzlinderung und Heilung eingesetzt und viele Menschen finden sie bei verschiedenen Beschwerden praktisch. Die Wirksamkeit dieser Produkte kann je nach den verwendeten Inhaltsstoffen und der jeweiligen Situation unterschiedlich sein. Einige Balsame und Salben enthalten traditionelle medizinische Inhaltsstoffe, von denen angenommen wird, dass sie entzündungshemmende, schmerzlindernde und heilende Eigenschaften haben, wie Menthol, Kampfer, Eukalyptusöl und Kräuter. Wissenschaftliche Studien zeigen, dass diese Inhaltsstoffe dazu beitragen können, Schmerzen und Entzündungen im Zusammenhang mit Arthritis, Muskel- und Gelenkschmerzen sowie Muskelkater zu lindern.

Es ist wichtig zu beachten, dass Balsame und Salben kein Ersatz für medizinische Versorgung sind. Dennoch ist es wichtig zu erkennen, dass die individuellen Erfahrungen mit diesen Produkten unterschiedlich sein können. Während manche Menschen sie als sehr wirksam empfinden, verspüren andere möglicherweise keine nennenswerte Linderung. Sie sollten diese Produkte nur verwenden, wenn Ihr Arzt eine Erkrankung bei Ihnen behandelt hat. Darüber hinaus ist es wichtig, die Anwendung abzubrechen und einen Arzt aufzusuchen, wenn Nebenwirkungen auftreten oder sich der Zustand verschlimmert.

Während Salben und Balsame in ihrer Konsistenz und ihren Inhaltsstoffen variieren können, bestehen beide aus pflanzlichen Ölen, manchmal auch ätherischen Ölen, und können eine Reihe von Hautproblemen wirksam behandeln. Beispielsweise können die Nussbutterprodukte von Squirrel solchen Hautproblemen vorbeugen und sie lindern. Sowohl Salben als auch Balsame bilden eine Schutzbarriere auf der Haut und verhindern so Wundscheuern und Blasen. Diese topischen Salben dienen als wirksame Lösung für problematische Hautprobleme.

Was sagt die Forschung aus?

Untersuchungen zur Wirksamkeit von Balsamen und Salben zur Schmerzlinderung und Heilung liefern gemischte Ergebnisse. Einige Studien deuten darauf hin, dass bestimmte in diesen Produkten häufig vorkommende Inhaltsstoffe wie Menthol und Kampfer Schmerzen und Entzündungen im Zusammenhang mit Arthritis, Muskel- und Gelenkschmerzen sowie Muskelkater wirksam lindern können. Beispielsweise zeigte eine randomisierte kontrollierte Studie die Wirksamkeit einer topischen Creme mit Menthol, Methylsalicylat und Methylnikotinat bei der Schmerzlinderung und Verbesserung der Funktion bei Personen mit Knie-Arthrose. Eine andere Studie ergab, dass eine Kombination aus Menthol, Kampfer und Methylsalicylat ein Placebo bei der Schmerzlinderung und der Verstärkung seiner Wirkung bei Patienten mit Knie-Arthrose übertraf.

Eine systematische Überprüfung ergab, dass topische Rubefacients, darunter Menthol, Methylsalicylat und Capsaicin, bei Personen mit chronischen Schmerzen des Bewegungsapparates keine bessere Schmerzreduktion im Vergleich zu einem Placebo zeigten. Andere Studien deuten jedoch darauf hin, dass Balsame und Salben bei der Schmerzlinderung möglicherweise nicht wirksamer sind als ein Placebo. Es ist erwähnenswert, dass die Stichprobengröße der zu Cremes und Salben durchgeführten Studien begrenzt ist. Daher ist weitere Forschung erforderlich, um ein umfassendes Verständnis ihrer Effizienz zu erhalten.

Richtlinien zur Lagerung und Verlängerung der Haltbarkeit ätherischer Öle

Ätherische Öle sind wirksame Pflanzenextrakte für verschiedene Zwecke wie Aromatherapie, Massage und Hautpflege. Aufgrund ihrer Verderblichkeit ist jedoch eine ordnungsgemäße Lagerung erforderlich, um ihre Wirksamkeit und Wirksamkeit über einen längeren Zeitraum aufrechtzuerhalten. Geeignete Lagerbedingungen sind entscheidend, um die Langlebigkeit Ihrer ätherischen Öle zu gewährleisten. Glücklicherweise ist es relativ einfach, den Hauptbedarf Ihrer Öle zu decken, wenn Sie wissen, wie und wo Sie sie aufbewahren. Hier sind einige Richtlinien, die Sie befolgen sollten:

Entscheiden Sie sich für dunkle Glasflaschen : Verwenden Sie dunkle Glasflaschen, vorzugsweise bernsteinfarben, um die Öle vor UV-Licht zu schützen . Die meisten im Laden gekauften ätherischen Öle werden in Braunglasflaschen geliefert, die UV-Licht ablenken sollen. Selbstgemachte Öle sollten immer in Glasbehälter umgefüllt werden, da ätherische Öle Plastikflaschen angreifen können.

Vor Sonnenlicht und Hitze schützen: Während dunkles Braunglas hilft, UV-Licht zu blockieren, ist es wichtig, die Flaschen vor direkter Sonneneinstrahlung zu schützen. Hitze kann den Oxidationsprozess beschleunigen, was sich negativ auf die Qualität der Öle auswirkt. Um optimale Ergebnisse zu erzielen, bewahren Sie Ihre ätherischen Öle an einem hervorragenden und dunklen Ort auf, um ihre Haltbarkeit zu verlängern. Stellen Sie sicher, dass die Flaschen fest verschlossen sind, um Oxidation und chemische Verdunstung zu verhindern. Halten Sie sich immer an die notwendigen Sicherheitsrichtlinien für Öle, wie z. B. die Entfernung von Wärmequellen und Flammen. Wenn Kinder in der Nähe sind, bewahren Sie die Öle außerhalb ihrer Reichweite auf.

Erwägen Sie die Kühlung: Das Kühlen von ätherischen Ölflaschen kann hitzebedingte Oxidation verhindern. Nehmen Sie die Öle etwa 12 Stunden vor der Verwendung aus dem Kühlschrank und schütteln Sie die Flasche kurz, wenn Sie herumschwimmende Wachspartikel bemerken. Einige Öle wie Anis, Fenchel und Rosenöl können bei kälteren Temperaturen fester werden, werden aber nicht beschädigt.

Befolgen Sie die Hersteller- und DIY-Richtlinien: Die meisten Hersteller reiner ätherischer Öle empfehlen auch diese Lagerungsrichtlinien. Unabhängig davon, ob Sie Ihre Öle zu Hause herstellen oder in einem Geschäft kaufen, sind diese Richtlinien für die Verlängerung ihrer Haltbarkeit gleichermaßen wichtig.

Die Haltbarkeit ätherischer Öle variiert je nach Art und beträgt bei sachgemäßer Lagerung in der Regel 2 bis 3 Jahre. Allerdings haben Zitrusöle eine kürzere Lebensdauer von ca. 1 bis 2 Jahren, da sie licht- und hitzeempfindlich sind. Um die Lebensdauer Ihrer ätherischen Öle zu verlängern, lagern Sie sie richtig und berücksichtigen Sie die Art des Öls, das Sie verwenden.

- Um optimale Ergebnisse zu erzielen, lagern Sie sie an einem ruhigen und dunklen Ort ohne direkte Sonneneinstrahlung, um ihre Qualität zu erhalten.
- Um sie vor Licht und Hitze zu

schützen, empfiehlt es sich, sie in ihren Originalglasflaschen in dunkler Farbe aufzubewahren.

- Stellen Sie sicher, dass die Flaschendeckel fest verschlossen sind, um Verdunstung und Oxidation zu verhindern.

- Minimieren Sie den Kontakt mit Ihren Händen, um eine bakterielle Kontamination zu vermeiden.

- Bewahren Sie Öle in Glas statt in Plastik auf, da ätherische Öle mit Plastik reagieren können.

- Gerüche absorbieren können .

- Farb- oder Geruchsveränderungen aufweisen .

KAPITEL 3

Die Feinheiten menschlicher Körpersysteme – Enthüllung der Wunder der Anatomie und Physiologie

Die menschliche Anatomie umfasst die wissenschaftliche Erforschung der Körperstrukturen. Während einige Systeme winzig klein sind und mikroskopische Hilfsmittel zur Beobachtung und Analyse erfordern, sind andere größer und leicht wahrnehmbar und ermöglichen Manipulation, Messung und Wiegen. Der Begriff „Anatomie" leitet sich von einer griechischen Wurzel ab, die „zerschneiden" bedeutet, und bezog sich ursprünglich auf die Untersuchung der Außenseite des Körpers und die Untersuchung von Wunden und Verletzungen, die Soldaten erlitten hatten. Anschließend wurde den Ärzten die Erlaubnis erteilt, Leichen zu sezieren und so ihr Wissen zu erweitern. Durch die Sektion wurden die physischen Eigenschaften und Wechselbeziehungen der Körperstrukturen enthüllt. Auch heute noch ist die Dissektion ein integraler Bestandteil der medizinischen Ausbildung, der anatomischen Studien und der Pathologielabore. Es wurden jedoch verschiedene bildgebende Verfahren zur Untersuchung lebender Personen entwickelt, die es Ärzten ermöglichen, innere Strukturen wie Krebstumoren oder Knochenbrüche sichtbar zu machen.

Wie die meisten wissenschaftlichen Disziplinen umfasst die Anatomie spezielle Bereiche. Die grobe Anatomie oder makroskopische Anatomie untersucht die Hauptbestandteile des Körpers, da sie sich auf größere Strukturen konzentriert, die ohne Vergrößerung sichtbar sind. Im Gegensatz dazu befasst sich die mikroskopische Anatomie, die Zytologie (das Studium von Zellen) und Histologie (das Studium von Geweben) umfasst, mit Strukturen, die ausschließlich durch Mikroskope oder Vergrößerungsgeräte beobachtet werden können. Fortschritte in der Mikroskopietechnologie haben es Anatomen ermöglicht, immer kleinere Körpersysteme zu erforschen, von Schnitten großer Organe wie dem Herzen bis hin zu dreidimensionalen Anordnungen wichtiger Moleküle im Körper.

Anatomen verfolgen zwei Hauptansätze zur Untersuchung von Körperstrukturen: regionale und systemische. Die regionale Anatomie konzentriert sich auf das Verständnis der Zusammenhänge zwischen allen Einrichtungen innerhalb einer bestimmten Körperregion, beispielsweise des Bauches. Diese Studie hilft zu verstehen, wie Muskeln, Nerven, Blutgefäße und andere Komponenten zusammenarbeiten, um bestimmte Bereiche des Körpers zu versorgen. Umgekehrt untersucht die systemische Anatomie die Strukturen, aus denen einzelne Körpersysteme bestehen – Gruppen miteinander verbundener Elemente, die gemeinsam bestimmte Körperaufgaben ausführen. Beispielsweise würde eine systemische anatomische Untersuchung der Muskulatur die gesamte Skelettmuskulatur umfassen.

Während die Anatomie die Struktur untersucht, befasst sich die Physiologie mit der Funktion. Die menschliche Physiologie erforscht die chemischen und physikalischen Aspekte der Körpersysteme und ihre harmonischen Wechselwirkungen zur Unterstützung der Lebensprozesse. Viele physiologische Untersuchungen drehen sich um die Neigung des Körpers zur Homöostase – der

Aufrechterhaltung stabiler innerer Bedingungen durch lebende Organismen. Das Studium der Physiologie umfasst Beobachtungen mit bloßem Auge und Mikroskopen sowie Manipulationen und Messungen. Dennoch basieren moderne Fortschritte in der Physiologie in hohem Maße auf sorgfältig geplanten Laborexperimenten, die die Funktionen zahlreicher Strukturen und chemischer Verbindungen aufklären, aus denen der menschliche Körper besteht.

Ähnlich wie Anatomen spezialisieren sich Physiologen typischerweise auf bestimmte Zweige der Physiologie. Die Neurophysiologie beispielsweise konzentriert sich auf das Verständnis des Gehirns, des Rückenmarks und der Nerven sowie ihrer komplexen Koordination bei der Ausführung vielfältiger Funktionen wie Sehen, Bewegung und Kognition. Physiologen können Untersuchungen von der Organebene aus durchführen – indem sie die unterschiedlichen Rollen verschiedener Gehirnregionen erforschen – bis hin zur molekularen Ebene und untersuchen, wie sich elektrochemische Signale entlang der Nerven ausbreiten.

In allen lebenden Organismen stehen Form und Funktion in einem engen Zusammenhang. Beispielsweise senkt sich der dünne Lidlappen schnell ab, um Staubpartikel zu entfernen, und hebt sich sofort wieder, um das Sehvermögen wiederherzustellen. Auf mikroskopischer Ebene ermöglichen die Anordnung und Funktion der Nerven und Muskeln, die für die Bewegung des Augenlids verantwortlich sind, ein schnelles Ein- und Ausfahren. Bei näherer Betrachtung wird deutlich, dass die Funktionalität dieser Nerven und Muskeln auf präzisen Wechselwirkungen zwischen bestimmten Molekülen und

Ionen beruht. Auch auf molekularer Ebene ist die dreidimensionale Struktur bestimmter Moleküle für deren Funktionalität unabdingbar.

Die kollaborative Rolle des Hautsystems bei der Interaktion mit anderen Körpersystemen

Das Hautsystem, die äußere Schicht Ihres Körpers, trägt aktiv zu den Funktionen anderer Systeme bei. Seine Rolle geht über den bloßen Schutz hinaus, indem es verschiedene Körperfunktionen unterstützt und unterstützt. Bei der komplexen Funktionsweise Ihres Körpers arbeiten alle Organe, Körperteile und Systeme harmonisch zusammen, um das Gleichgewicht und die ordnungsgemäße Funktionalität aufrechtzuerhalten.

Eine der entscheidenden Möglichkeiten, wie das Hautsystem andere Systeme unterstützt, ist seine Interaktion mit dem Immunsystem. Das Hautsystem fungiert als Barriere, die das Eindringen schädlicher Krankheitserreger in den Körper verhindert und als erste Abwehr gegen Bakterien und Infektionen dient. Darüber hinaus werden weiße Blutkörperchen zu Verletzungen transportiert, wodurch der Heilungsprozess eingeleitet und die Immunantwort unterstützt wird.

Darüber hinaus spielt das Hautsystem eine wichtige Rolle bei der Aufnahme von Vitamin D. Dieses lebenswichtige Vitamin wirkt als Hormon. Es beeinflusst die Knochengesundheit erheblich, indem es die Kalziumaufnahme beeinflusst. Das Hautsystem ermöglicht die Synthese von Vitamin D durch Sonneneinstrahlung und andere Techniken und nutzt dieses Vitamin dann zur Unterstützung starker Knochen und zur Kalziumregulierung. Das Hautsystem arbeitet auch mit dem Atmungssystem zusammen, wobei selbst die kleinsten Härchen in Ihrer Nase eine wichtige Rolle spielen. Diese Haare wirken als Filter und verhindern, dass Staubpartikel und andere Luftschadstoffe in Ihre Lunge gelangen. Durch das Einfangen dieser Partikel unterstützt das Hautsystem das Atmungssystem bei der Aufrechterhaltung sauberer und gesunder Atemwege.

, das Hautsystem als die vorderste Abwehr des Körpers gegen Bakterien, Verletzungen und Umwelteinflüsse wie Sonnenlicht und Niederschlag zu erkennen. Die Haut und die damit verbundenen Strukturen tragen aktiv zum Gleichgewicht und zur Funktionalität anderer Systeme in Ihrem Körper bei. Es ist jedoch wichtig zu erkennen, dass Probleme wie Akne, Haarausfall oder Nagelpilz im Hautsystem auftreten können. Um die Gesundheit und das Wohlbefinden Ihrer Haut, Haare und Nägel zu erhalten, ist die Beratung durch medizinisches Fachpersonal unerlässlich.

Den Zusammenhang zwischen Haut, Haaren, Nägeln, Drüsen und Druck verstehen

Die Ausübung von Druck auf die Haut wirkt sich direkt auf die Gesundheit und das Aussehen der Komponenten des Hautsystems aus. So kann sanfter Druck durch Massage oder Akupressur die Durchblutung fördern und so das Wohlbefinden von Haut, Haaren und Nägeln fördern. Es kann auch die Talg- und Schweißdrüsen stimulieren und dabei helfen, die richtige Feuchtigkeitsversorgung der Haut aufrechtzuerhalten und die Körpertemperatur zu regulieren. Die Verbindung zwischen Haut, Haaren, Nägeln und Drüsen liegt im umfassenderen Rahmen des Hautsystems, das vor äußeren Faktoren wie Temperaturschwankungen und Infektionen schützt.

Durch gezielten Druck auf bestimmte Akupressurpunkte können die körpereigenen Heilungsmechanismen aktiviert und so Schmerzen und Verspannungen in Muskeln und Gelenken gelindert werden. Dieser Therapieansatz hilft bei Erkrankungen wie Kopfschmerzen, Rückenschmerzen und Arthritis. Allerdings ist Vorsicht geboten, da übermäßiger oder anhaltender Druck zu unerwünschten Wirkungen wie Blutergüssen oder Reizungen führen kann. Es wird empfohlen, sich von medizinischem Fachpersonal oder ausgebildeten Akupressur-Praktikern beraten zu lassen, um die geeigneten Druckniveaus und -dauern für Ihre spezifischen Bedürfnisse zu bestimmen.

Akupressurtechniken zur Linderung von Nackenschmerzen

Die Anwendung von Akupressur bei Nackenschmerzen kann eine nützliche Selbstbehandlungsmethode sein, die dabei hilft, die Durchblutung zu verbessern, Muskelverspannungen zu lösen und eine Entspannung von Körper und Geist herbeizuführen. Dieses Kapitel enthält Anleitungen und Anweisungen zur wirksamen Behandlung von Nackenschmerzen mithilfe von Akupressurtechniken.

Anleitung und Anweisungen:

Befolgen Sie diese Schritte, um zu Hause Akupressur bei sich selbst durchzuführen und Nackenschmerzen zu lindern:

- Finden Sie einen bequemen und entspannenden Ort, an dem Sie 10 bis 15 Minuten verbringen können. Sie können sitzen oder liegen, je nachdem, was für Sie bequemer ist. Schließen Sie Ihre Augen oder richten Sie Ihren Blick nach unten.

- Halten Sie Ihre Atmung entspannt und natürlich. Drücken Sie sanft, um jeden Akupressurpunkt mit Daumen und Fingern zu stimulieren. Führen Sie kleine kreisende Bewegungen aus, während Sie den Punkt massieren. Es wird empfohlen, jede Energie etwa 30 bis 60 Sekunden lang zu erzeugen.

- Wenn starker Druck Schmerzen oder Druckempfindlichkeit verursacht, üben Sie eine leichtere Berührung aus. Bedenken Sie, dass die Akupressurpunkte möglicherweise empfindlicher sind als die umliegenden Bereiche.

- Flecken im Nacken können mit einem Tennisball, zwei zusammengeklebten Bällen oder dem abgerundeten Ende eines Stocks erreicht werden. Üben Sie kleine kreisende Massagebewegungen aus, um diese Punkte effektiv zu stimulieren.

- Es ist unnötig, alle mit Nackenschmerzen verbundenen Akupressurpunkte zu behandeln. Einige Punkte können ausgeprägtere positive Auswirkungen haben als andere. Es ist in Ordnung, sich auf diese „hochwirksamen" Punkte zu konzentrieren und ein bis zwei Minuten lang Druck auf sie auszuüben.

Vorsichtsmaßnahmen:

- Beachten Sie beim Praktizieren von Akupressur die folgenden Vorsichtsmaßnahmen:

- Vermeiden Sie Akupressur an Stellen mit Narbengewebe, Furunkeln, Blasen, Hautausschlägen oder Krampfadern. Üben Sie keinen Druck auf Bereiche mit offenen Wunden oder geschwollenen oder entzündeten Stellen aus (die sich rot anfühlen oder sich warm anfühlen).

-

Den Schmerzpunkt verstehen

Vor der Durchführung einer Akupressur ist es wichtig, den genauen Ort des Schmerzes im Nacken zu ermitteln. Es kann Ihnen dabei helfen, den Muskel oder die Muskelgruppe anzusprechen, die für die Schmerzen und Verspannungen verantwortlich ist. Wenn sich der Schmerz beispielsweise auf den unteren Rücken konzentriert, wäre die Konzentration auf Schaumrolltechniken für den unteren Rücken wirksamer bei der Linderung von Verspannungen und Schmerzen in diesem Bereich. Wenn die Schmerzen hauptsächlich im oberen Rücken auftreten, wäre die Verwendung von Foam-Rolling-Techniken für den oberen Rücken ebenfalls vorteilhafter.

KAPITEL 4

SABINE NEUDORF

Woher kommen Hüftbeschwerden?

Hüftbeschwerden können verschiedene Ursachen haben, darunter:

Arthritis. Bei älteren Erwachsenen werden Hüftbeschwerden häufig durch Erkrankungen wie Arthrose und rheumatoide Arthritis hervorgerufen. Hüftarthritis wird durch eine Entzündung und einen Knorpelabbau im Hüftgelenk verursacht. Der Schmerz nimmt mit der Zeit zu. Arthritiskranke leiden außerdem unter einer Hüftsteifheit und einem eingeschränkten Bewegungsbereich der Hüfte. Erfahren Sie mehr über Arthrose der Hüfte.

Traumatische Brüche in der Hüfte. Knochen können mit zunehmendem Alter brüchig und brüchig werden. Frakturen können bei Personen mit geringer Knochendichte schneller auftreten. Erfahren Sie mehr über die Symptome einer Hüftfraktur, indem Sie sich über das Thema informieren.

Schleimbeutelentzündung. Unter Bursitis versteht man die schmerzhafte Schwellung eines Schleimbeutels. Eine Schleimbeutelentzündung tritt auf, wenn sich die ein Gelenk umgebenden Schleimbeutel entzünden, typischerweise aufgrund von Überbeanspruchung oder Reizung. Schleimbeutel sind mit Flüssigkeit gefüllte Säcke im Bindegewebe zwischen Knochen, Muskel und Sehne. Dadurch wird die Reibung dieser Gewebe aneinander verringert. Erfahren Sie mehr über Hüftschleimbeutelentzündung.

Sehnenentzündung. Das Bindegewebe zwischen Knochen und Muskeln besteht aus Sehnen. Eine Entzündung oder Reizung der Sehnen wird als Tendinitis bezeichnet. Die Überbeanspruchung einer Muskelgruppe führt zu Verletzungen durch wiederholte Belastung. Erforschen Sie die Anzeichen und Symptome einer Tendinitis.

Muskel- oder Sehnenzerrung. Wiederholte Aktivitäten können Druck auf die Muskeln, Sehnen und Bänder ausüben, die die Hüften stützen. Wenn sie sich aufgrund von Überbeanspruchung entzünden, können sie Schmerzen verursachen und die gewohnte Funktion beeinträchtigen. Erfahren Sie mehr über die besten Dehnübungen für verspannte Hüftmuskeln.

Labrumriss an der Hüfte. Das ist ein Riss im Knorpellabrum , der die Außenseite Ihrer Hüftpfanne umgibt. Das Labrum fungiert als Stoßdämpfer für die Hüfte und als Dichtung, um den Kopf des Oberschenkelknochens in seiner Gelenkpfanne zu halten. Dieser Zustand tritt eher bei Sportlern und anderen Personen auf, deren Beruf es erfordert, ihren Körper wiederholt zu verdrehen. Es wäre hilfreich, wenn Sie sich über Hüftlippenrisse informieren würden.

Krebserkrankungen. Knochentumoren oder Tumoren , die sich auf den Knochen ausgebreitet haben , gehören zu den vielen möglichen Ursachen für Hüftbeschwerden. Erforschen Sie Knochentumoren, um mehr über sie zu erfahren.

Diese Krankheit entsteht, wenn der Hüftknochen nicht genügend Sauerstoff und Nährstoffe erhält. Der Zustand wird als avaskuläre Nekrose oder Osteonekrose bezeichnet. Avaskuläre Nekrosen treten am häufigsten in der Hüfte auf, können aber auch andere Knochen betreffen. Die langfristige Einnahme hochdosierter Steroide (einschließlich Prednison) und Hüftfrakturen/-luxationen sind mögliche Auslöser dieser Erkrankung.

Akupressur bei Hüftschmerzen: Einzigartiger Ansatz zur Linderung von Beschwerden

Schmerzen in der Hüfte und im unteren Rücken können verschiedene Ursachen haben, etwa Verletzungen, chronische Erkrankungen wie Arthritis oder biomechanische Probleme aufgrund einer Fehlstellung des Fußes, Knies oder Beckens. Aufgrund der komplexen Struktur von Knochen, Muskeln, Gelenken und Bändern im Hüft- und Beinbereich kann der Schmerz in andere Körperbereiche ausstrahlen. In diesem Artikel werden sechs spezifische Akupressurpunkte hervorgehoben, die Hüftschmerzen wirksam lindern.

Punkt 1: Squatting Bone Hole (GB 29)

Dieser lokale Akupressurpunkt, auch GB29 genannt, zielt auf Hüftschmerzen ab. Am Schnittpunkt des Gallenblasenmeridians und des Yang- Qiao- Gefässes ist GB29 zentral entlang der Verbindungslinie zwischen dem großen Trochanter des Femur und der Spina iliaca anterior positioniert. Das Ausüben von Druck auf diesen Punkt hilft bei der Behandlung von Entzündungen im Hüftgelenk, Ischiasbeschwerden, Muskelverstauchungen sowie Schwäche und Taubheitsgefühl in den Hüften. Darüber hinaus kann es Schulterschmerzen, Oberschenkelkrämpfe und Unterleibsbeschwerden lindern.

Punkt 2: Sprungrunde (GB30)

GB30 oder der Jumping Round-Punkt ist ein weiterer praktischer lokaler Akupressurpunkt zur Linderung von Hüftschmerzen. Die Stimulation dieses Punktes an beiden Hüften lindert Gesäßschmerzen, Ischiasbeschwerden, Schmerzen im unteren Rückenbereich, Hüftgelenksentzündungen, Muskelkater und Krämpfe. Es trägt auch dazu bei, Beinschmerzen, Beschwerden im Lendenwirbelbereich und Hemiplegie zu lindern. GB30 liegt zwischen dem Kreuzbein und dem Trochanter major, drei Viertel der Gesäßmuskulatur vom Mittelpunkt des Kreuzbeins entfernt und ist der Konvergenzpunkt für die Meridiane der Gallenblase und der Harnblase.

Punkt 3: Windmarkt (GB31)

Der Windmarkt ist ein Akupressurpunkt an der Außenseite des Oberschenkels, etwa in der Körpermitte zwischen Hüftknochen und Knie. GB31 wird auf die Oberschenkel aufgetragen und ist von unschätzbarem Wert zur Linderung von Oberschenkelschmerzen und Hüftbeschwerden. Es bietet auch Linderung bei Hauterkrankungen, Beinmuskelproblemen, Symptomen in den unteren Gliedmaßen nach einem Schlaganfall und Ohrenproblemen.

Punkt 4: Yang Mound (GB34)

Ein weiterer bemerkenswerter Akupressurpunkt bei Hüftschmerzen liegt unterhalb des Knies an der Seite des Beins. GB34, auch Yang Mound genannt, liegt etwas vor der Spitze des äußeren Beinknochens. Das Bein-Qi wird durch Druck auf diesen Punkt auf beide Beine stimuliert, wodurch schwache Hüftmuskeln gestärkt werden und durch Ischias verursachte Schmerzen und Hüftgelenksentzündungen gelindert werden. GB34 kann Schulterschmerzen, Übelkeit, Erbrechen, Gelbsucht und Kniebeschwerden lindern.

Punkt 5: Blasen-Shu (B28)

B28 oder „Blase Shu" stellt einen lokalen Akupressurpunkt für Hüftschmerzen dar, der zwei Chon voneinander entfernt auf beiden Seiten der Wirbelsäule liegt und auf den fünften Lendenwirbel ausgerichtet ist. Dieser Punkt hilft bei der Linderung von Kreuz- und Hüftschmerzen sowie Ischiasschmerzen. Darüber hinaus ist es hilfreich bei der Behandlung von Verdauungsstörungen wie Verstopfung und Durchfall , Beinschmerzen und Steifheit im unteren Rückenbereich.

Punkt 6: Blasenvitalität (B48)

In einigen Meridiandiagrammen als B54 nummeriert, dient B48 oder die Blasenvitals als lokaler Akupressurpunkt zur Linderung von Hüftschmerzen. Dieser Punkt kann bei Hüftschmerzen besonders empfindlich sein und erfordert eine sanfte Stimulation drei Chon seitlich des Kreuzbeins, in der Mitte der Gesäßmuskulatur. B48 lindert effektiv Gesäß- und Kreuzbeinschmerzen und ist daher ein wertvoller Punkt bei der Behandlung von Beschwerden in diesen Bereichen. Darüber hinaus hat es sich als vorteilhaft bei der Behandlung von Diabetes, der Linderung von Durchfallsymptomen und der Linderung von Ischiasbeschwerden erwiesen.

Unabhängig davon, ob die Schmerzen auf Verletzungen, chronische Erkrankungen oder Fehlstellungen zurückzuführen sind, bietet Akupressur eine natürliche und nicht-invasive Methode zur Linderung von Beschwerden und zur Förderung des allgemeinen Wohlbefindens. Personen mit Hüftschmerzen können auf einzigartige Weise Linderung finden, indem sie auf diese sechs spezifischen Akupressurpunkte abzielen. Es sollte jedoch ein erfahrener Arzt oder Gesundheitsexperte konsultiert werden, um die ordnungsgemäße Anwendung sicherzustellen und zu beurteilen, ob Akupressur für den einzelnen Patienten geeignet ist.

Akupressur im Gesäß- und Hüftbereich: Linderung von Schmerzen und Beschwerden

Schmerzen in der Hüfte und im unteren Rücken sind bei älteren Menschen ein weit verbreitetes Problem, das auf verschiedene Ursachen zurückzuführen ist. Neben den Beinen sind die Hüften für die Unterstützung unseres Körpergewichts und die Aufrechterhaltung einer aufrechten Haltung von entscheidender Bedeutung. Aufgrund ihres großen Bewegungsumfangs kommt es nicht selten zu Schmerzen, Steifheit und Schmerzen in den Hüften und im unteren Rückenbereich. Dieser Artikel untersucht die Vorteile der Akupressur als Technik zur Linderung von Hüft- und Rückenschmerzen, insbesondere solchen, die durch Muskelverspannungen verursacht werden. Akupressur kann auch Bandscheibenvorfälle, Arthritis, eingeklemmte Nerven und Steifheit behandeln.

SABINE NEUDORF

Verwendung von Triggerpunkt-Release-Techniken

Triggerpunkte sind empfindliche Knoten in den Muskeln, die häufig für Schmerzen in Bereichen wie Rücken, Nacken und Schultern verantwortlich sind. Praktisch jeder Erwachsene hat Triggerpunkte, was sie zu einer erheblichen Quelle von Beschwerden macht. In diesem Beitrag wird eine kurze Zusammenfassung der Triggerpunkte präsentiert, um eine effiziente Selbstbehandlung zu erleichtern.

Diese Strategie kann Ihnen dabei helfen, die überwiegende Mehrheit Ihrer Auslöser zu finden:

Schritt 1: Erstuntersuchung

Erkunden Sie mit den Fingerkuppen sanft Ihre Muskeln und achten Sie dabei auf Bereiche mit Empfindlichkeit und Verspannungen.

Schritt 2: Fokussierte Beurteilung

Sobald Sie einen Bereich mit Verspannungen oder Empfindlichkeit identifiziert haben, verwenden Sie einen oder zwei Finger, um ihn genauer zu untersuchen. Suchen Sie nach straffen Muskelbändern; Entlang dieser Bänder werden Sie lokalisierte Spannungsbereiche entdecken, die sich um Knoten herum konzentrieren . Diese Beulen weisen auf Triggerpunkte hin, die bei Druck sehr empfindlich reagieren und in anderen Bereichen Schmerzen hervorrufen können.

Ich suche professionelle Hilfe

Obwohl Sie oft viele Auslöser identifizieren und beheben können, ist es ratsam, zu Beginn professionelle Hilfe in Anspruch zu nehmen. Dadurch wird sichergestellt, dass Sie die richtigen Techniken anwenden und die Probleme genau identifizieren. Darüber hinaus können Ihnen Fachleute dabei helfen, Triggerpunkte in Bereichen Ihres Rückens zu lokalisieren, deren unabhängige Untersuchung möglicherweise schwierig ist.

Entdecken Sie die 10 besten Akupressurpunkte zur natürlichen Linderung von Tennisarm und ähnlichen Ellenbogenbeschwerden.

Das Becken am Crook
(Dickdarm 11)

Der Pool at the Crook, auch bekannt als Large Intestine 11 oder LI11, ist ein äußerst wichtiger Akupressurpunkt zur Behandlung des Tennisarms. Sie befindet sich in der großen Vertiefung am äußeren Ende der Ellenbogenfalte. Durch anhaltenden Druck auf diesen Punkt an beiden Armen kann stagnierendes Qi gelöst und Schmerzen im Unterarm, Oberarm und in der Schulter gelindert werden. Large Intestine 11 bietet auch zusätzliche Vorteile, wie die Linderung von Verstopfung, Verdauungsstörungen, Fieber, Entzündungen und sogar Hauterkrankungen wie Psoriasis und Ekzemen.

Radiale Seitenentlastung
(Dickdarm 5)

Der Dickdarm 5, der sich zwischen den Sehnen des Musculus extensor pollicis longus und den Brevis-Sehnen auf der radialen Seite des Handgelenks befindet, ist eine weitere wichtige Akupressurstelle für die Behandlung des Tennisarms. Sie können Schmerzen im Handgelenk effektiv lindern, indem Sie Druck auf diesen Punkt ausüben, der deutlich hervortritt, wenn der Daumen nach oben zeigt. Darüber hinaus hat die Stimulation dieses Punktes positive Auswirkungen auf das psychische Wohlbefinden.

Erhöhte Linderung (Dickdarm 6)

Der Dickdarm 6 liegt auf einer Linie mit dem Dickdarm 5, ist aber etwa 7,5 cm höher und in Richtung des Ellenbogens und lindert Schmerzen in den Armen, Handgelenken und Ellenbogen. Es ist auch als LUO-Verbindungspunkt bekannt und lindert Zahnschmerzen, Nasenbluten, Taubheit sowie Ohren- und Zahnprobleme.

Cubit Marsh (Lungenpunkt 5)

Lungenpunkt 5, Cubit Marsh genannt, ist ein wertvoller Akupressurpunkt zur Linderung von Tennisarmschmerzen. Dieser Punkt hilft bei der Regulierung des Wasserhaushalts des Körpers, was für die Behandlung von Entzündungen von entscheidender Bedeutung ist. Neben der Behandlung von Bewegungseinschränkungen des Ellenbogens aufgrund von Tennisarm und Sehnenscheidenentzündung werden auch Schmerzen im Oberarm gelindert. Dieser Punkt befasst sich auch mit Rückenschmerzen, Hautproblemen, Durchfall und Ödemen .

Armoase (Lungenpunkt 6)

Lungenpunkt 6, etwa 5 Zoll vom Lungenpunkt 5 entfernt in Richtung Handgelenk gelegen, wenn die Handfläche nach oben zeigt, ist ein weiterer nützlicher Akupressurpunkt zur Linderung von Tennisarmschmerzen. Die Stimulation dieses Punktes lindert Schmerzen in Armen, Unterarmen und Ellenbogen. Es ist auch hilfreich bei der Behandlung von Asthma, Husten und Erkältung, Halsschmerzen und Brustschmerzen.

Kleines Meer (Herzpunkt 3)

Herzpunkt 3, auch Kleines Meer genannt, ist ein funktioneller Punkt, der den Tennisarm entlastet. Die Stimulation dieses Punktes an beiden Armen hilft, Taubheitsgefühle, Schmerzen und Zittern in den Unterarmen und Händen zu lindern. Es ist auch ein praktischer Akupressurpunkt zur Behandlung von Depressionen, Angstzuständen, Gedächtnisschwäche, Schlaganfall und Parkinson.

TH6

Triple Warmer 6 oder TH6 ist ein Akupressurpunkt, der den Tennisarm wirksam behandelt. Dieser Punkt liegt drei Cun oberhalb von TH4, in der Mitte der Radius- und Ulnaknochen, auf der radialen Seite des Musculus extensor digitorum und an der Spitze der Olekranonlinie. Durch die regelmäßige Anwendung von Druck auf diesen Punkt können Armschmerzen, Schulterschmerzen, Schulterschwere und Rückenbeschwerden gelindert werden. Darüber hinaus dient TH6 als wertvoller Akupressurpunkt zur Linderung von Augenerkrankungen, Brustschmerzen, Entzündungen, Verstopfung, Erbrechen und Durchfall .

Himmlischer Brunnen

Celestial Well, auch TH10 genannt, ist ein weithin anerkannter Akupressurpunkt zur Behandlung von Ellenbogenschmerzen. Es ist leicht zu erkennen, wenn der Ellenbogen gebeugt ist, und befindet sich eine Cun oberhalb des Olecranonfortsatzes in einer Vertiefung. Die richtige Stimulation von TH10 an beiden Armen kann Sehnenscheidenentzündungen wirksam reduzieren, Ellenbogenschmerzen lindern und Lymphschwellungen lindern. Dieser Akupressurpunkt hat sich auch bei der Behandlung von Migräne, Kopfschmerzen, Schilddrüsenerkrankungen, Depressionen, Angstzuständen, Epilepsie und Brustschmerzen als nützlich erwiesen.

LI 12

Arms Three Miles, auch bekannt als LI 10, ist ein beliebter Akupunkturpunkt bei Tennisarm. Die Stimulation dieses Punktes mit den Fingern liegt etwa 2,5 cm unterhalb der Ellenbogenfalte am Unterarm und kann Armschmerzen lindern und die Beweglichkeit des Arms wiederherstellen. Es ist besonders wirksam bei der Behandlung von Schulter- und Ellenbogenproblemen. Durch die Aktivierung von LI 10 wird der Energiefluss durch den Dickdarmkanal verbessert, was die Behandlung von Übelkeit, Erbrechen, Geschwüren, Bauchschmerzen und Verdauungsstörungen erleichtert.

LI 12

Der Ellenbogenknochen oder LI 12 ist ein wirksamer Akupressurpunkt zur Heilung des Tennisarms. Direkt über der Ellenbogenbeuge gelegen, hilft das stimulierende LI 12, Taubheitsgefühle zu lindern, Bänder zu entspannen und ausstrahlende Schmerzen vom Tennisarm in Richtung Schulter zu reduzieren. Als Schwerpunkt fördert es den Energiefluss im Ellenbogen und reduziert Schwellungen und Entzündungen. Durch die Nutzung dieser Akupressurpunkte können Menschen Tennisarm und Sehnenentzündungen auf natürliche und medikamentenfreie Weise lindern und so auf Schmerzmittel und Medikamente verzichten.

KAPITEL 5

Was ist ein Karpaltunnelsyndrom?

Das Karpaltunnelsyndrom ist eine häufig auftretende Erkrankung, die Hand und Handgelenk betrifft. Es tritt auf, wenn der Nervus medianus durch einen engen Karpaltunnel vom Unterarm zur Hand wandert und komprimiert oder eingeklemmt wird. Sie könnten an einem Karpaltunnelsyndrom leiden, wenn im Karpaltunnel neun Sehnen für die Beugung des Daumens und der ersten drei Finger verantwortlich sind. Wenn Sie Taubheitsgefühle, Kribbeln oder Schmerzen im Daumen und den ersten drei Fingern verspüren, ist es wichtig, einen Arzt aufzusuchen. Dies sind häufige Symptome der Erkrankung. Jeder Faktor, der den Karpaltunnel verengt und eine Kompression des Nervus medianus verursacht, kann zum Karpaltunnelsyndrom führen.

Akupressurpunkt bei Karpaltunnelsyndrom

Wenn Sie Akupressur gegen das Karpaltunnelsyndrom ausprobieren möchten, können bestimmte Punkte bei Stimulation Linderung verschaffen.

Akupressurpunkt PC-6

Dieser Punkt befindet sich in der Mitte Ihres Innenarms, etwa zwei Daumenbreit über Ihrer Handgelenksfalte. Üben Sie einige Minuten lang festen Druck auf diese Stelle aus und beobachten Sie, ob dadurch eine Linderung erzielt wird. Wenn dies der Fall ist, können Sie diesen Punkt dreimal täglich drei Minuten lang drücken.

Akupressurpunkt TB-5

Zwei Daumenbreit über der Handgelenksfalte am Außenarm positioniert, können Sie diesen Punkt allein oder in Kombination mit PC-6 drücken. Halten Sie den Druck drei Minuten lang aufrecht. Wenn es wirksam ist, sollten Sie eine spürbare Schmerzlinderung verspüren, insbesondere wenn Sie derzeit Beschwerden verspüren.

Wenn es um Taubheitsgefühl geht, ist es wichtig zu beachten, dass Sie möglicherweise Schmerzen verspüren, wenn sich das Taubheitsgefühl bessert. Aus meiner Erfahrung mit Klienten ist das übliche Muster bei Handgelenksgefühlen ein anfänglicher Schmerz, gefolgt von Taubheitsgefühl. Um das Taubheitsgefühl zu lindern, müssen Sie daher möglicherweise eine Schmerzphase durchlaufen, bevor Sie schließlich eine schmerzfreie Linderung verspüren. Dieser Fortschritt muss geklärt werden. Es mag den Anschein haben, dass Sie die Situation noch schlimmer machen; Dies ist jedoch nicht immer der Fall. Sollten Sie dennoch unsicher sein, empfiehlt es sich, professionelle Hilfe in Anspruch zu nehmen.

Akupressurpunkt LI-10

Dieser Punkt liegt über den Muskeln, die den komprimierten Nervus medianus im Karpaltunnel umgeben. Es kann von Vorteil sein, zu beurteilen, ob in diesen Muskeln Spannungen vorliegen, da eine Entspannung dazu beitragen kann, den Druck auf den Nerv zu verringern. Darüber hinaus ist auch die Reinigung des Dickdarmmeridians, der durch das Handgelenk verläuft, von Vorteil, was zur Linderung von Blockaden beitragen kann. Die Meridiane stellen die Bahnen dar, durch die Qi (Energie) fließt. Durch die Entriegelung des Qi können Verspannungen in Nerven, Muskeln und Sehnen gelöst werden.

Akupressurpunkt TB-14 oder LI-15:

Bestimmen Sie, welcher dieser Punkte (TB-14 oder LI-15) empfindlicher oder empfindlicher ist, und üben Sie Druck auf diesen Punkt aus, um die Spannung im gesamten Arm zu lindern. Beide Kanäle verlaufen durch das Handgelenk und können dabei helfen, Blockaden weiter unten zu beseitigen. Bringt keiner dieser Punkte Linderung, ist es ratsam, professionelle Hilfe in Anspruch zu nehmen. Darüber hinaus ist es wichtig, den Nacken und andere Bereiche der Schulter auf Verspannungen und Verspannungen zu prüfen.

Die wirksamsten Akupressurpunkte zur Linderung von Schulterschmerzen. Diese Stärken sind weit verbreitet und haben sich als Linderung erwiesen:

GB 21

Gallenblase 21 (GB 21): Befindet sich auf der Schulter, genau am höchsten Punkt des Muskels, wenn der Arm angehoben wird. GB 21 ist bekannt für die Linderung von Schmerzen in der Schulter und im Oberarm.

LI 15

Der Dickdarm 15 (LI 15) befindet sich auf der Schulter, etwa 2,5 cm unter dem höchsten Punkt des Muskels, wenn der Arm angehoben wird. LI 15 ist für seine Fähigkeit bekannt, Schulterschmerzen und Steifheit zu lindern.

SI 11

Der Dünndarm 11 (SI 11) befindet sich am Ellenbogen und ist an der Außenseite hohl. SI 11 ist hilfreich bei der Behandlung von Schmerzen und Steifheit im Ellenbogen und Oberarm.

LU 9

Die Lunge 9 (LU 9) liegt am Handgelenk, in der Vertiefung zwischen den Sehnen auf der Innenseite des Handgelenks. LU 9 lindert bekanntermaßen Schmerzen und Steifheit im Handgelenk und in der Hand.

Gallenblase 20 (GB 20)

Es befindet sich in der Vertiefung an der Schädelbasis, die auf beiden Seiten der Wirbelsäule verläuft. GB 20 lindert wirksam Nacken- und Schulterschmerzen und Steifheit.

KAPITEL 6

So lindern Sie Knieschmerzen mit der Kraft von Akupressurpunkten

Akupressur, eine aus der traditionellen chinesischen Medizin abgeleitete Praxis, nutzt bestimmte Punkte des Körpers, um die Heilung zu fördern. Im Gegensatz zur Akupunktur, bei der feine Nadeln eingeführt werden, wird bei der Akupressur manueller Druck auf diese Punkte ausgeübt. Diese Methode kann Knieschmerzen wirksam lindern und lindern, indem sie die Durchblutung verbessert, Muskelverspannungen löst und eine Entspannung von Körper und Geist herbeiführt.

Wenn Sie Akupressur zu Hause ausprobieren möchten, befolgen Sie diese Richtlinien und Anweisungen für eine sichere und wirksame Selbstbehandlung:

- Finden Sie einen bequemen und entspannenden Ort, an dem Sie 10 bis 15 Minuten verbringen können. Setzen Sie sich in eine Position, die sich für Sie gut anfühlt. Schließen Sie Ihre Augen oder richten Sie Ihren Blick nach unten.

- Halten Sie Ihre Atmung entspannt und natürlich. Üben Sie mit Ihren Daumen sanften, aber festen Druck auf jeden Akupressurpunkt aus. Machen Sie kleine kreisende Bewegungen, während Sie die Punkte massieren. Es wird empfohlen, jeden Punkt etwa 30 bis 60 Sekunden lang zu stimulieren.

- Passen Sie den Druck an und üben Sie eine leichtere Berührung aus, wenn Sie Schmerzen oder Druckempfindlichkeit durch starken Druck verspüren. Die Akupressurpunkte können empfindlicher sein als die umliegenden Bereiche.

- Für schwer zugängliche Stellen können Sie das abgerundete Ende eines Stocks, einen Tennisball oder sogar zwei zusammengeklebte Bälle verwenden. Wenden Sie kleine kreisende Massagebewegungen auf diese Punkte an. Die Behandlung aller Akupressurpunkte im Kniebereich ist nicht erforderlich. Einige Punkte können stärkere Auswirkungen haben als andere. Sie können sich auf diese hochwirksamen Punkte konzentrieren und 1 bis 2 Minuten lang Druck auf sie ausüben.

Bei der Anwendung von Akupressur bei Knieschmerzen ist es wichtig, bestimmte Vorsichtsmaßnahmen zu treffen:

Vermeiden Sie Druck auf offene Wunden oder geschwollene oder entzundete Stellen (die sich rot oder warm anfühlen).

Vermeiden Sie die Behandlung von Bereichen mit Narbengewebe, Furunkeln, Blasen, Hautausschlägen oder Krampfadern.

Warum Weichteiltechniken und Akupressur ideal zur Behandlung von Knieschmerzen sind

Weichteiltechniken und Akupressur genießen hohes Ansehen bei der Behandlung von Knieschmerzen, da sie zugrunde liegende Ursachen wie Muskelverspannungen, Entzündungen und Gelenkfunktionsstörungen bekämpfen können.

Die Massage fördert außerdem die Durchblutung des betroffenen Bereichs, reduziert Entzündungen und erleichtert die Heilung. Es kann Schmerzen lindern und die Beweglichkeit des Knies verbessern.

Kritische Punkte zur Linderung von Schmerzen im oberen Rücken durch Akupressur

Akupressur nutzt bestimmte Akupunkturpunkte, um die natürlichen schmerzlindernden Fähigkeiten des Körpers zu aktivieren. Durch die gezielte Behandlung dieser Punkte können verschiedene Arten von Schmerzen und die damit verbundenen Symptome gelindert werden. Folgende Akupressurpunkte sind besonders wirksam bei der Behandlung von Rücken- und Nackenschmerzen:

- Milz 6: Dieser Akupunkturpunkt befindet sich im Bein, direkt über dem Knöchel. Es kann gezielt zur Behandlung von Problemen wie Beckenschmerzen, Müdigkeit und Schlafproblemen eingesetzt werden.

- Der Magen 36 liegt etwa vier Finger breit unterhalb der Kniescheibe und dieser Punkt trägt zur Reduzierung von Stress und Ermüdung bei.

- Dickdarm 4: Befindet sich am höchsten Punkt, an dem sich Daumen und Zeigefinger treffen. Durch Druck auf diesen Akupunkturpunkt können Kopfschmerzen, Nackenschmerzen und Stress gelindert werden.

- Perikard 6: Drei Finger breit unten an der Innenseite des Handgelenks gefunden; Die Stimulation dieses Punktes kann Kopfschmerzen lindern.

- Gallenblase 21: Dieser Akupunkturpunkt befindet sich auf halbem Weg zwischen der Oberseite des Nackens und der

Schulter und bekämpft wirksam Nacken- und Schultersteifheit, Schmerzen und Kopfschmerzen.

- Triple Energizer 3: Dieser Akupunkturpunkt, der sich in der Rille zwischen dem vierten Finger und dem kleinen Finger befindet , lindert wirksam Schmerzen im oberen Rücken, Kopfschmerzen, Nackensteifheit und Schulterschmerzen.

- Der Dickdarm 10 befindet sich auf der Vorderseite des Ellenbogens und dieser Punkt kann gedrückt werden, um Schulterschmerzen und Nackenverspannungen zu lindern.

Wie man eine Knöchelverstauchung sowie Fuß- und Knöchelschmerzen mit Akupressurpunkten behandelt

Die Behandlung einer Knöchelverstauchung sowie Fuß- und Knöchelschmerzen mithilfe von Akupressurpunkten kann verschiedene Probleme im Zusammenhang mit dem Sprunggelenk lindern und lindern. Bei der Akupressur wird Druck auf bestimmte Punkte im Körper ausgeübt, um Schmerzen zu lindern. Einige Akupressurpunkte, die helfen können:

Höhle der Harmonie

Diese Innenseite des Sprunggelenks kann Verstauchungen des Sprunggelenks, Ischiasschmerzen, Schwellungen und andere Probleme des Sprunggelenks lindern. Es ist auch dafür bekannt, das emotionale Gleichgewicht und eine fundierte Entscheidungsfindung zu fördern. Üben Sie mit Ihrem Zeigefinger Druck auf diesen Punkt aus und lassen Sie ihn nach 30 Sekunden los. Drücken Sie 30 Sekunden lang auf den Punkt und erhöhen Sie dann den Druck 30 Sekunden lang. Wiederholen Sie diesen Vorgang 8 Minuten lang und üben Sie dabei tiefes Atmen.

Erleuchtetes Meer:

Dieser Druckpunkt befindet sich auf der Innenseite des Knöchels und kann geschwollene Knöchel, Steifheit und allgemeine Knöchelschmerzen lindern. Platzieren Sie Ihre Daumen etwa 1 cm vom Knöchel entfernt und üben Sie gleichzeitig Druck auf beide Punkte aus. Wiederholen Sie dies jeden Tag 2 Minuten lang, um bessere Ergebnisse zu erzielen.

Hohe Berge

Dieser Druckpunkt zielt auf Oberschenkelschmerzen, Schmerzen im unteren Rückenbereich, Rheuma in den Fußgelenken, geschwollene Füße und Knöchelschmerzen ab. Suchen Sie den Punkt zwischen dem äußeren Knöchelknochen und der Achillessehne. Üben Sie 5 Minuten lang Druck auf diesen Punkt aus und lassen Sie den Druck jedes Mal nach 30 Sekunden nach. Dieser Druckpunkt hilft, die Muskeln zu entspannen, erhöht die Durchblutung der Füße und sollte am anderen Bein wiederholt werden. Wenn Sie diesen Vorgang jeden Abend befolgen, wird dies Linderung verschaffen, und eine zwei- oder dreimalige Wiederholung kann die Heilung beschleunigen.

Ruhiger Schlaf

Dieser Punkt befindet sich in der Vertiefung unterhalb des Außenknöchels. Halten Sie diesen Punkt mit Ihrem Zeigefinger fest und massieren Sie ihn in kreisenden Bewegungen. Es lindert Schlaflosigkeit, Knöchel-, Fersen- und allgemeine Fußschmerzen. Durch die konsequente Anwendung dieser Technik über einige Wochen werden die genannten Probleme gemindert.

Handgelenkspunkt:

Legen Sie den Daumen in die Mitte Ihres Handgelenks und üben Sie zwei Minuten lang kontinuierlichen Druck aus. Stellen Sie sicher, dass der Druck bei der Durchführung dieser Technik nicht zu groß ist. Er befindet sich in der Mitte des Handgelenks und dieser Druckpunkt hilft, Knöchelschmerzen und andere knöchelbezogene Probleme zu lindern. Regelmäßiger Druck bis zu diesem Punkt kann Knöchelschmerzen wirksam lindern.

Handgelenksknochen

Es gibt einen markanten Knochen, der diesen Druckpunkt markiert, der sich auf der Oberseite des Handgelenks befindet. Wenn Sie vier Minuten lang Druck auf diesen Punkt ausüben, können Fuß- und Knöchelschmerzen gelindert werden.

Knöchelmassage

Erleben Sie die wohltuende Wirkung einer Knöchelmassage, um Schmerzen zu lindern und Schwellungen in diesem Bereich zu reduzieren. Diese Technik belebt auch Ihre Füße, steigert ihre Energie und sorgt für allgemeine Entspannung. Legen Sie zunächst Ihre Daumen auf die Innenseite des Knöchels und zielen Sie auf die Vertiefung darunter. Üben Sie etwa 4 bis 5 Minuten lang kontinuierlichen Druck auf diesen Punkt aus, damit die Spannung nachlässt. Anschließend massieren Sie den Bereich zwei Minuten lang mit einer Daumenbewegung und stimulieren so alle lebenswichtigen Druckpunkte. Achten Sie besonders auf schmerzende Bereiche in der Nähe des Knöchels, die besondere Aufmerksamkeit erfordern. Durch sanftes Reiben und Ansprechen dieser empfindlichen Stellen können Sie sofortige Linderung und Entspannung erfahren.

Obwohl es sich bei Fuß- und Knöchelschmerzen um Gelenkschmerzen handelt , sollten sie niemals ignoriert werden. Die Vernachlässigung dieser Beschwerden kann zu verstärkten Schmerzen und einer möglichen Schwächung der Knochen führen. Die Pflege Ihrer Füße ist wichtig, da sie das Gewicht Ihres Körpers tragen. Wenn Sie anhaltende oder starke Fußschmerzen haben, wenden Sie sich für eine professionelle Beurteilung an einen Arzt. Denken Sie daran, dass Sie bei einem Knochenbruch oder Muskelriss auf die Anwendung von Akupressur an diesen Punkten verzichten sollten.

Verstärken Sie die Wirksamkeit der Massage, indem Sie sich ein warmes Fußbad gönnen. Spüren Sie den Unterschied und genießen Sie die sofortige Linderung, die diese wunderschöne Knöchelmassage bietet. Für eine maximale Wirkung tauchen Sie Ihre Füße in warmes Wasser. Es wird dazu beitragen, Ihre Fußmuskulatur weiter zu entspannen. Vermeiden Sie eine Überanstrengung Ihrer Füße und versuchen Sie, die gleiche Haltung nicht über längere Zeiträume beizubehalten. Denken Sie daran, dass es für das allgemeine Wohlbefinden von entscheidender Bedeutung ist, auf sich selbst zu achten und die Gesundheit Ihrer Füße in den Vordergrund zu stellen.

KAPITEL 7

Wie man Schwangerschaftsschmerzen mit Akupressurpunkten behandelt

Die chinesische Medizin übt mit Händen, Fingern, Daumen oder Geräten Druck auf bestimmte Punkte des Körpers aus. Diese Punkte entsprechen verschiedenen Organen, Emotionen oder Sinnesrezeptoren. Im Gegensatz zur Akupunktur werden bei der Akupressur keine Nadeln verwendet und sie kann von einem Fachmann durchgeführt oder selbst verabreicht werden. Bestimmte Geräte wie Armbänder ermöglichen eine gezielte Druckanwendung für bestimmte Ergebnisse.

Akupressur ist dafür bekannt, viele schwangerschaftsbedingte Beschwerden zu lindern, darunter morgendliche Übelkeit, Schwangerschaftsdiabetes, Sodbrennen, Verstopfung, Müdigkeit, Rückenschmerzen und vorzeitige Reifung des Gebärmutterhalses. Darüber hinaus kann es helfen, Schmerzen während der Wehen zu lindern .

Warum Akupressur während der Schwangerschaft anwenden?

Die hormonellen Veränderungen während der Schwangerschaft können bei werdenden Müttern oft zu Schmerzen und Unwohlsein führen. Das zunehmende Gewicht des Babys kann den unteren Rücken, die Hüften und die Beine belasten, während hormonelle Schwankungen Kopfschmerzen, Übelkeit und andere Formen von Schmerzen verursachen können. Akupressur kann helfen, diese Symptome zu lindern, indem sie Verspannungen löst und die Durchblutung in den betroffenen Bereichen verbessert. Akupressur bietet einen nicht-invasiven, medikamentenfreien Ansatz zur Schmerzbehandlung während der Schwangerschaft.

Ist Akupressur für jede schwangere Frau notwendig?

Obwohl viele schwangere Frauen aufgrund körperlicher Veränderungen Schmerzen und Unwohlsein verspüren, betrifft dies nicht alle Frauen. Einige können relativ angenehme Schwangerschaften mit minimalen Schmerzen und Beschwerden erleben, während andere möglicherweise mit schwerwiegenderen Symptomen konfrontiert sind. Darüber hinaus kann das Ausmaß der Schmerzen und Beschwerden von Schwangerschaft zu Schwangerschaft unterschiedlich sein, selbst bei ein und derselben Frau.

Wie lange ist die Wirksamkeit der Akupressur bei Schwangeren wirksam?

Die Wirksamkeit der Akupressur bei der Linderung von Schmerzen und Beschwerden während der Schwangerschaft kann unterschiedlich lange anhalten. Dies hängt von Faktoren wie der Person und der spezifischen Erkrankung ab, die behandelt wird. Während einige schwangere Frauen möglicherweise eine sofortige Linderung durch Akupressur verspüren, sind bei anderen möglicherweise mehrere Sitzungen erforderlich, bevor eine signifikante Linderung erreicht wird. Darüber hinaus kann auch die Dauer des Wohlbefindens unterschiedlich sein, wobei einige Frauen eine kurzfristige Linderung verspüren, während andere länger anhaltende Effekte verspüren.

Es ist unbedingt zu beachten, dass Akupressur während der Schwangerschaft zusätzlich zur herkömmlichen medizinischen Versorgung eingesetzt werden sollte. Um die Sicherheit der Akupressur zu gewährleisten und den am besten geeigneten Behandlungsansatz zu bestimmen, ist die Konsultation eines Arztes oder eines ausgebildeten Praktikers ratsam.

Welche Akupressurpunkte können ausgewählt werden, um die Wehen zu regulieren oder zu stimulieren ?

die Wehen regulieren oder stimulieren , indem sie auf bestimmte Punkte am Körper abzielt. Nachfolgend finden Sie einige Akupressurpunkte, die zu diesem Zweck genutzt werden können:

- BL67 (Blase 67): Dieser Punkt befindet sich an der Innenseite des Knöchels, etwa zwei Fingerbreit über dem Knöchelknochen, und kann Kontraktionen stimulieren und den Abstieg des Fötus erleichtern .

- SP6 (Sanyinjiao): Dieser Punkt befindet sich an der Innenseite des Knöchels, etwa drei Fingerbreit über dem Knöchelknochen, und hilft bei der Regulierung der Kontraktionen und der Linderung von Wehenschmerzen .

- BL60 (Blase 60): Befindet sich an der Innenseite des Knöchels, etwa drei Fingerbreit unterhalb des Knöchelknochens; Dieser Punkt hilft, Wehen zu regulieren und Wehenschmerzen zu lindern .

- GB21 (Gallenblase 21): Der höchste Punkt des Muskels an der Schulter ist dort, wo sich dieser Punkt befindet, wenn der Arm angehoben wird. Es hilft, Wehen zu regulieren und Wehenschmerzen zu minimieren .

- ST36 (Magen 36): Dieser Punkt befindet sich an der Vorderseite des Beins, etwa vier Fingerbreit unterhalb des Knies. Es hilft, Wehen zu regulieren und lindert Wehenschmerzen .

- Während der Schwangerschaft ist es wichtig, bestimmte Druckpunkte bei der Anwendung der Akupressur zu vermeiden. Diese Punkte können Wehen auslösen und zu vorzeitigen Wehen führen . Hier sind einige Druckstellen, die während der Schwangerschaft vermieden werden sollten:

- Der Ankle Point (BL67) befindet sich an der Innenseite des Knöchels und sollte bis kurz vor dem Entbindungstermin vermieden werden, da er bekanntermaßen Kontraktionen stimuliert.

- Sanyinjiao (SP6): Dieser Punkt sollte im ersten Trimester vermieden werden, da er bekanntermaßen die Menstruation reguliert und möglicherweise zu einer Fehlgeburt führen kann.

- Gallenblase 21 (GB21): Auch im ersten Trimester zu vermeiden; Dieser Punkt reguliert die Menstruation und kann möglicherweise eine Fehlgeburt verursachen.

- Magen 36 (ST36): Dieser Punkt, der bekanntermaßen die Menstruation reguliert, sollte im ersten Trimester vermieden werden, um dem Risiko einer Fehlgeburt vorzubeugen.

- Das Empfängnisgefäß 4 (CV4) befindet sich im Unterbauch. Dieser Punkt sollte während der Schwangerschaft vermieden werden, da er Wehen auslösen kann.

Welche Druckstellen sollten Schwangere meiden?

Schwangere müssen während der gesamten Schwangerschaft einen entspannten Zustand bewahren, um Stress und seine möglichen Auswirkungen auf Wehen oder Fehlgeburten zu minimieren. Massagetherapien wie die Akupressurmassage können schwangeren Frauen helfen, Muskelschmerzen zu lindern und die Entspannung zu fördern, indem sie verschiedene Muskeln und Druckpunkte im Körper stimulieren. Es gibt jedoch bestimmte Druckpunkte, die schwangere Frauen nicht fördern sollten, da sie vorzeitige Wehen auslösen und Risiken für den Fötus darstellen können .

Ein solcher zu vermeidender Druckpunkt befindet sich in den Knöcheln, insbesondere im Malleolus medialis oder SP6-Punkt (Sanyinjioa). Diese Stelle befindet sich etwa drei Finger breit oberhalb des Knöchels. Die Manipulation des Innenknöchels während der Schwangerschaft kann Kontraktionen auslösen, was für das Wohlbefinden des Fötus nicht ungefährlich ist . Daher sollten schwangere Frauen Vorsicht walten lassen und auf die Anwendung oder Massage dieses Druckpunktes verzichten.

Eine beruhigende Butter für Akupressurpunkte herstellen

Entdecken Sie, wie Sie Ihre schmerzlindernde Butter speziell für Akupressurpunkte zubereiten. Dieses Rezept nutzt natürliche Inhaltsstoffe und ätherische Öle, um die Entspannung zu fördern und Beschwerden zu lindern.

Zutaten:

- Zwei Esslöffel Olivenöl
- Zehn Tropfen ätherisches Pfefferminzöl
- Zehn Tropfen ätherisches Eukalyptusöl
- 1 Tasse ungesalzene Butter
- Zwei Esslöffel Bienenwachs
- Zwei Esslöffel Kokosöl
- Zehn Tropfen ätherisches Rosmarinöl
- Zehn Tropfen ätherisches Lavendelöl

Anweisungen:

Beginnen Sie damit, ungesalzene Butter, Bienenwachs, Kokosnuss und Olivenöl in einem Wasserbad zu schmelzen. Alles zusammen schmelzen und bei schwacher Hitze verrühren.

Sobald alles geschmolzen ist, lassen Sie es abkühlen, bevor Sie fortfahren.

Fügen Sie der Mischung die ätherischen Öle Pfefferminze, Eukalyptus, Rosmarin und Lavendel hinzu. Rühren Sie die Mischung gründlich um, um die Öle gleichmäßig in der Butter zu verteilen.

Gießen Sie die Mischung in einen Glasbehälter und achten Sie darauf, dass sie hitzebeständig ist. Lassen Sie die Butter abkühlen, bis sie fest wird.

Sobald die Butter ausgehärtet ist, kann sie als schmerzlinderndes Mittel bei Akupressurpunkten verwendet werden.

Alternativ können Sie diese Butter auch für eine wohltuende Ganzkörpermassage verwenden. Um die Vorteile zu erleben, tragen Sie eine kleine Menge Butter auf den gewünschten Akupressurpunkt auf. Massieren Sie den Bereich sanft mit kreisenden Bewegungen.

KAPITEL 8

Stuhlmassagetechniken zur Entspannung und Verjüngung

Die Stuhlmassage ist eine ausgezeichnete Wahl für Menschen, die ein geschäftiges Leben führen, und bietet eine schnelle und effektive Möglichkeit, sich zu entspannen, neue Energie zu tanken und neue Kraft in den Tag zu bringen. Es ist ein großartiger Ansatz, Menschen für die Massagetherapie zu interessieren. Eine Stuhlmassage sollte reibungslos über Rücken, Arme, Hüften, Kopf und Nacken verlaufen und ruckartige oder unzusammenhängende Bewegungen vermeiden, um ein nahtloses und zusammenhängendes Erlebnis zu gewährleisten. Es ist von entscheidender Bedeutung, während der gesamten Massage einen kontinuierlichen Kontakt mit dem Kunden aufrechtzuerhalten, um ein nahtloses Muster zu ermöglichen, das häufig auftretende Problembereiche anspricht.

Oberer Rücken und Arme

Beginnen Sie die Stuhlmassage, indem Sie Kompressions- und Streichtechniken auf den oberen Rücken anwenden. Konzentrieren Sie sich auf die Schultern, indem Sie Knet- und tiefe Druckbewegungen entlang des Trapezius, des Schulterblatts und der Deltamuskeln ausführen. Jede Schulter sollte etwa eine bis 90 Sekunden lang Aufmerksamkeit erhalten.

Fahren Sie mit Schüttel- und Knetbewegungen vom Ellenbogen bis zur Schulter mit der zweiten Schulter und dem Oberarm fort. Während dieser Phase ist es zulässig, den Arm von der Armlehne zu entfernen. Planen Sie etwa 30 Sekunden für den Oberarm ein, bevor Sie zum Unterarm und zur Hand übergehen. Fassen Sie den Zeiger und heben Sie den Arm nach vorne, wobei Sie streichende Bewegungen vom Handgelenk bis zum Ellenbogen ausführen. Dehnen Sie außerdem vorsichtig die Nadel, ziehen Sie an den Fingern, schütteln Sie den Arm leicht und legen Sie ihn dann wieder auf die Armlehne. Wiederholen Sie die Sequenz am anderen Arm. Halten Sie während dieses Prozesses den Kontakt zum Kunden aufrecht. Die gesamte Übung für den oberen Rücken und die Arme sollte etwa fünf Minuten der 10-minütigen Sitzung in Anspruch nehmen.

Unterer Rücken und Hüften

Halten Sie weiterhin den Kontakt aufrecht und verlagern Sie den Fokus auf den unteren Rücken und die Hüften. Üben Sie leichte bis mäßige Kompressionsbewegungen auf den unteren Rücken aus und achten Sie darauf, keinen übermäßigen Druck auszuüben, da den Nieren und inneren Organen die schützende Hülle des Brustkorbs fehlt. Streichen Sie von den unteren Rippen bis zu den Hüften, wobei Sie bei der Bewegung in Richtung Wirbelsäule oder nach oben in Richtung Herz einen stärkeren Druck ausüben; Beim Erreichen der Hüfte sorgt der direkte Druck auf den Beckenkamm der Hüfte für ein angenehmes Gefühl und dehnt die Rückenmuskulatur. Arbeiten Sie entlang der Muskeln und bewegen Sie sich entlang des Beckenkamms nach innen in Richtung Wirbelsäule. Fahren Sie mit dem oberen Gesäßbereich fort und wiederholen Sie den Vorgang, indem Sie sich schrittweise in Richtung Kreuzbein vorarbeiten. Dieser Abschnitt der Massage sollte etwa drei Minuten dauern.

Hals und Kopf

Halten Sie den Kontakt aufrecht, während Sie die Wirbelsäule in Richtung Nacken hinaufsteigen. Führen Sie leichte bis mäßige Knetbewegungen auf die seitlichen Nacken- und Rückenmuskeln aus, beginnend an der Schulter und endend direkt hinter den Ohren. Achten Sie besonders auf die kleinen Muskeln an der Unterseite des Schädels, bevor Sie mit dem Kopf fortfahren.

Führen Sie Ihre Finger mit Fingerspitzenbewegungen über die Kopfhaut von der Stirn bis zum Hals. Dieser Massageabschnitt sollte etwa eine bis 90 Sekunden dauern. Erwägen Sie eine Zick-Zack-Bewegung mit Ihren Fingern, um die Kopfhaut zusätzlich zu stimulieren und den Kunden zu beleben. Beenden Sie die Massage mit mehreren langen Bewegungen von den Schultern bis zu den Hüften, die als abschließende Bewegungen dienen, bevor Sie dem Klienten helfen, sich vom Stuhl aufzurichten.

Kontraindikationen und Warnungen für die Stuhlmassage:

Es wird nicht empfohlen, bei Klienten mit gesundheitlichen Problemen, wie z. B. unkontrolliertem Bluthochdruck oder anderen Krankheiten oder Verletzungen, die eine Massage kontraindizieren, eine Stuhlmassage durchzuführen. In solchen Fällen ist es ratsam, diese Klienten an ihren Hausarzt zu überweisen. Stellen Sie stets sicher, dass der Kunde eine unterschriebene Freigabeerklärung einholt, in der bestätigt wird, dass keine gesundheitlichen Bedenken bestehen, die eine Kontraindikation für die Massage darstellen würden.

Techniken zur Durchführung einer Stuhlmassage auf einem normalen Stuhl:

Schwedische Massage:

Die schwedische Massage ist weithin anerkannt und eignet sich für Personen, die nicht häufig Massagen erhalten und eine mäßige Schmerztoleranz haben. Bei dieser Technik werden längere Massagebewegungen eingesetzt, um die Muskeln zu erwärmen, Verspannungen zu lösen und Muskelknoten gezielt anzusprechen. Es bietet verschiedene gesundheitliche Vorteile, darunter eine verbesserte Durchblutung, Schmerzlinderung und mehr Gelenkkomfort.

Tiefenmassage:

Es handelt sich um eine intensivere Version der schwedischen Massage, die speziell auf die Tiefenmuskulatur und das Bindegewebe abzielt. Es ist besonders wirksam bei chronisch verspanntem oder verspanntem Nacken, unterem Rücken und Schultern. Während die Tiefengewebsmassage die Entspannung fördert, kann sie manchmal etwas unangenehm oder schmerzhaft sein, da sie sich darauf konzentriert, Knoten tief in den Muskeln zu lösen. Diese Technik bekämpft vor allem chronische Schmerzen oder Muskelverspannungen und verbessert letztendlich die Entspannung.

Reflexzonenmassage:

Reflexzonenmassage ist eine wirksame Methode zur

Förderung der Entspannung und zur Linderung von Fußverspannungen, was zu einem allgemeinen Wohlbefinden führt. Viele Massagesessel verfügen während einer Fußmassage über eine Reflexzonenmassage in der Fußstütze. Man geht davon aus, dass Druck auf bestimmte Bereiche des Fußes das Wohlbefinden in den entsprechenden Körperregionen fördern kann. Die Reflexzonenmassage bietet zahlreiche Vorteile, indem sie die Freisetzung von Endorphinen stimuliert, die als natürliche Stress- und Schmerzmittel wirken.

Junetsu -Massage:

Die Junetsu- Massage ist eine exklusive Technik bei Panasonic-Massagesesseln, insbesondere bei der Real Pro Ultra-Serie. Der Begriff „ Juntsu " bedeutet auf Japanisch „ultrafeines Kneten". Diese Technik umfasst kreisende Daumenbewegungen von einer Sekunde Dauer und wird von professionellen Massagetherapeuten weltweit eingesetzt. Die Junetsu- Massage lockert effektiv verspannte Muskeln, wobei die kreisenden Bewegungen durch die verbindenden Muskeln schwingen, um den gesamten Körper zu beleben und die Oberfläche der Knochen zu erreichen. Es ist ideal für Personen, die das Kneten bevorzugen und ein lokaleres Massageerlebnis wünschen. Die schnellen Bewegungen der Junetsu - Massage lindern schnell Stress, beleben die Muskeln und bereiten Sie auf den Rest des Tages vor.

Shiatsu-Massage:

Die Shiatsu-Massage umfasst Techniken ähnlich der Akupressur und konzentriert sich auf Dehnung, Druck und Rotation, um eine umfassende

Wiederherstellungswirkung für den gesamten Körper zu erzielen. „Shiatsu" bedeutet „Fingerdruck" und zielt darauf ab, Stress, Muskelschmerzen, Angstzustände und Depressionen zu reduzieren. Basierend auf einer alten Philosophie basiert die Shiatsu-Massage auf dem Konzept der Lebensenergie oder „Ki" (auch bekannt als „Chi" oder „Qi"), die durch verschiedene Energiekanäle im Körper fließt. Wenn in einem bestimmten Bereich Schmerzen auftreten, deutet dies auf eine Blockade im entsprechenden Energiekanal hin. Die Shiatsu-Massage löst diese Blockaden und sorgt für ein entspannendes und verjüngendes Erlebnis.

Klopfmassage:

Klopfmassagen, sogenannte Perkussionsmassagen, beseitigen effektiv Steifheit, verbessern die Blutzirkulation und lösen Narbengewebe auf. Bei dieser Technik handelt es sich um eine Reihe schneller Klopfbewegungen, die die Muskeln und das Bindegewebe stimulieren.

Knetmassage:

Die Knetmassage ist eine hervorragende Methode zur Linderung von Muskelverspannungen und Muskelkater. Durch das Heben und Dehnen der Muskulatur wird die Blut- und Lymphzirkulation gefördert. Es hilft, Giftstoffe aus Muskel- und Nervengewebe auszuspülen und gleichzeitig die Wirbelsäulenregion mit dringend benötigten Nährstoffen zu versorgen. Die meisten Massagesessel führen dazu eine Knetmassage mit kleinen kreisenden Bewegungen auf beiden Seiten der Wirbelsäule durch. Die Knetmassage ist die Grundlage für den „Grasping"-Massagestil in bestimmten Panasonic-Massagesesseln. Dieser Stil kombiniert das Kneten mit der 3D-Massagerollentechnologie und ermöglicht so eine gezielte Massage des Nackens, der oberen Schulter und bestimmter Muskeln entlang der Wirbelsäule.

Vibrationsmassage:

Die Vibrationsmassage ist eine uralte und wirksame Methode zur Linderung von Schmerzen und zur Förderung der Durchblutung. Diese Technik sorgt für ein wohltuendes und erfrischendes Erlebnis. Viele Massagesessel sind mit Vibrationsplatten ausgestattet, die eine Vibrationsmassage unterschiedlicher Intensität liefern. Einige Stühle synchronisieren die Massage sogar per Vibrationsmassage mit Ihrer Musik.

Luftkompressions- oder Quetschmassage:

Die Luftkompressionsmassage zielt durch das in die meisten Massagesessel integrierte Airbagsystem auf Ihre Extremitäten und Ihren Rumpf ab. Diese Massage stimuliert das Lymphsystem, was die Entgiftung unterstützt und steife Muskeln lockert. Besonders wohltuend ist die Kompressions- oder Quetschmassage zur Linderung von Hüft- und Oberschenkelverspannungen. Das Aufblasen der Airbags im Hüftbereich hilft, Stress und Gelenkschmerzen zu lindern. Die Kombination der Quetschmassage mit Rückenrollen sorgt für optimale Massageergebnisse. Darüber hinaus kann die Intensität von Luftkompressionsmassagen angepasst werden, was häufig gezielte Optionen durch manuelle Modussteuerung bietet. Einige Stühle nutzen auch Luftkompression, um Dehnmassagen zu ermöglichen.

Dehnungsmassage:

Dehnübungen sind eine wirksame Methode, um Verspannungen zu lösen und Muskeln zu lockern und sie so auf die Aktivitäten des Tages vorzubereiten. Dieser Massagestil entspannt den Körper und bereitet ihn auf tiefere Massagen vor oder hilft, Muskelsteifheit zu lindern und sorgt so für mehr Komfort während eines anspruchsvollen Arbeitstages. Massagesessel verfügen in der Regel über ein eingebautes Airbag-System, um Sie im Stuhl zu sichern und gezielt Dehnbewegungen durchzuführen.

Tipps zum Erreichen des optimalen Drucks

Die richtige Technik beherrschen

Wenn Sie Akupressur anwenden, ist es wichtig zu verstehen, dass Geduld für eine wirksame Heilung von größter Bedeutung ist. Auch wenn die Verbesserungen möglicherweise nicht sofort eintreten, kann eine regelmäßige Massage die Schmerzen allmählich lindern. Konsequenz und Ausdauer während des gesamten Prozesses sind unerlässlich.

Richtiges Massageverfahren

Entspannung herbeiführen: Finden Sie eine bequeme Position, egal ob im Sitzen oder Liegen, und konzentrieren Sie sich darauf, Ihren Geist zu beruhigen. Bevor Sie beginnen, nehmen Sie sich einen Moment Zeit, um die Augen zu schließen und ein paar Mal tief durchzuatmen.

Lokalisieren Sie den genauen Punkt: Identifizieren Sie den genauen Akupressurpunkt, der Ihren Schmerzen entspricht. Ziel ist es, den Druck direkt auf das Zentrum der Beschwerden auszuüben . Da es sich hierbei um geringfügige Punkte handelt, sollten Sie versuchen, einen anderen Bereich zu erkunden, wenn Sie keine Auswirkungen bemerken.

Üben Sie festen Druck aus: Drücken Sie 1 bis 3 Minuten lang mit mäßiger Kraft auf die Druckpunkte. Wenn Sie über eine gut entwickelte Muskulatur verfügen, können Sie die Intensität des Drucks entsprechend erhöhen.

Benutzen Sie die richtigen Finger: Üben Sie mit Ihrem Mittelfinger festen Druck auf die Spitze aus. In manchen Fällen können Ihr Daumen oder Ihr Knochel geeignete Alternativen sein.

Betroffene Bereiche meiden: Üben Sie keinen Druck auf Schnitte, Wunden oder Tumore aus . Richten Sie Ihren Fokus ausschließlich auf die Akupressurpunkte.

Planen Sie Ihre Sitzungen: Nehmen Sie an diesem Prozess täglich so oft wie gewünscht teil, sogar mehrmals am Tag, um den Nutzen zu steigern.

Abschluss

Akupressur kann eine wirksame Methode zur Schmerzlinderung und Förderung der Heilung sein. Um optimale Ergebnisse zu erzielen, sind jedoch Geduld, Konsequenz und die richtige Technik erforderlich. Durch Befolgen der oben aufgeführten Tipps können Einzelpersonen sicherstellen, dass sie während der Akupressursitzungen den richtigen Druck ausüben.

Es ist wichtig zu bedenken, dass Akupressur möglicherweise keine sofortige Linderung bringt und Verbesserungen einige Zeit dauern können. Regelmäßiges Massieren der Druckpunkte kann mit der Zeit die Schmerzen und Beschwerden allmählich lindern. Für die korrekte Durchführung der Akupressur ist es entscheidend, die richtige Stelle zu finden und mit den richtigen Fingern festen Druck auszuüben. Darüber hinaus ist es wichtig, keinen Druck auf Schnitte, Wunden oder Tumore auszuüben , da dies den Zustand verschlimmern kann. Bei Akupressursitzungen ist stets Sicherheit und Vorsicht geboten.

Zusammenfassend lässt sich sagen, dass Sie, wenn Sie die Tipps verstehen und umsetzen, ihr Akupressurerlebnis verbessern und möglicherweise eine angemessene Schmerzlinderung und Heilung erzielen können.